Το Εγχειρίδιο VHL

τι χρειάζεται να γνωρίζετε σχετικά με VHL

Μεταφράστηκε από την Αθηνά Αλεξανδρίδου
Μέλος της ΔΙΕΘΝΟΥΣ ΣΥΜΜΑΧΙΑΣ VHL
Και πρόεδρο της <<ΟΙΚΟΓΕΝΕΙΑΚΗΣ
ΣΥΜΜΑΧΙΑΣ ΕΛΛΑΔΟΣ
ΚΑΤΑ ΤΗΣ ΝΟΣΟΥ VHL>>

Ιατρικός Σύμβουλος: Όθων Ηλιόπουλος, MD
Γενικό Νοσοκομείο της Μασαχουσέτης,
Βοστώνη, Η.Π.Α.

<< Σπάνιος μα όχι μόνος, μαζί ποιο δυνατοί >>

hellas@vhl.org

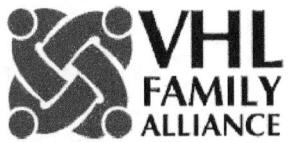

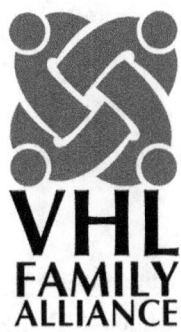

Αφιερωμένο στην βελτίωση της διάγνωσης, της θεραπείας
και στην ποιότητας ζωής των ατόμων με VHL.

Dedicated to improving diagnosis, treatment, and quality of
life for individuals and families affected by VHL

2001 Beacon Street, Suite 208, Boston, MA 02135-7787
USA
+1-617-277-5667, (800) 767-4VHL
Fax: +1-858-712-8712; E-mail: info@vhl.org
http://www.vhl.org
http:// vhl-europa.org

hellas@vhl.org

Greek edition: ISBN 978-1517030629

Copyright 1993, 1997, 1999. 2005, 2012 VHL Family Alliance
All rights reserved.
International edition (English) ISBN 978-1475000-75-96

French edition ISBN 1-929539-06-1
Spanish edition ISBN 1-929539-07-X
Japanese edition ISBN 1-929539-08-8
Chinese edition ISBN 1-929539-09-6
Dutch edition ISBN 1-929539-10-X
Italian edition ISBN 1-929539-11-8
Arabic edition ISBN 1-929539-16-9
Hindi edition ISBN 1-929539-05-3

Available in additional languages on request.

Disclaimer

This book is intended to add to, not replace, conversation between a patient and a physician, as the specific details and the patient's total health situation needs to be considered in making the final decisions about treatment. The content of the book should not be taken nor relied upon as medical advice on how to treat you specific manifestation of this condition. Rather, by providing context and understanding , we hope that this book will empower the patient to be a better partner in his or her own care, and will facilitate constructive conversations between patient and physician.

Πίνακας περιεχομένων

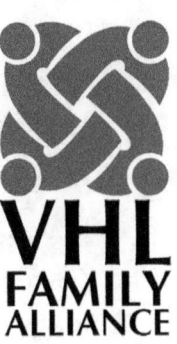

<< μια φιλία μπορεί να ξεκινήσει την στιγμή που ο ένας λέει στον άλλο, τι και εσύ επίσης ; νόμιζα πως ήμουν ο μόνος!>> - C.S. Lewis

ΤΟΜΕΑΣ 1 -
Τι είναι καρκίνος;

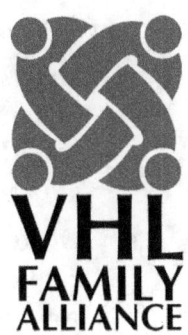

Καρκίνος, μια λέξη που φοβίζει. Οι οικογένειες χρειάζεται να ξέρουν ότι τα άτομα με νόσο VHL μπορεί να εμφανίσουν καρκίνο. Ωστόσο οι χειρότερες συνέπειες του καρκίνου μπορούν να αποφευχθούν με ένα πρόγραμμα προσεχτικής και εξακολουθητικής απεικόνισης.

Ο καρκίνος δεν είναι μία μονοσήμαντη ασθένεια αλλά ένα σύνολο απο πάνω απο 100 διαφορετικές ασθένειες. Κάθε συγκριμένος καρκίνος διαφέρει από τον άλλο. Κάθε καρκίνος είναι μια ασθένεια σε συγκριμένη ομάδα των κυττάρων του σώματος. Ο καρκίνος που συνδέεται με την νόσο VHL, περιορίζεται σε συγκεκριμένους τύπους καρκίνου.

Τα υγιή κύτταρα που βοηθούν τους ιστούς του σώματος να αναπτύσσονται, διαιρούνται και αντικαθιστούν τους εαυτούς τους με έναν τακτικό τρόπο. Αυτή η διαδικασία κρατά το σώμα σε συνεχή και καλή επισκευή του εαυτού του. Μερικές φορές ωστόσο τα κανονικά κύτταρα χάνουν την ιδιοτητά τους να περιορίσουν και να κατευθύνουν την αναπτυξή τους. Υποδιαιρούνται με μεγάλη ταχύτητα και μεγαλώνουν ανεξέλεγκτα. Παράγεται ως εκ τούτου πάρα πολύς ιστός και εμφανίζονται όγκοι. Οι όγκοι μπορεί να είναι καλοήθεις ή κακοήθεις.

- Οι καλοήθεις όγκοι δεν είναι καρκινικοί και δεν δημιουργούν μεταστάσεις. Συγκεκριμένα, οι όγκοι του VHL στον εγκέφαλο, την σπονδυλική στήλη, και στον αμφιβληστροειδή είναι καλοήθεις.
- Οι κακοήθεις όγκοι είναι καρκινικοί. Μπορούν να εισβάλλουν και να καταστρέψουν τριγύρω τους, τους υγιής ιστούς και τα όργανα. Τα καρκινικά κύτταρα μπορούν να εξαπλωθούν τοπικά ή να δώσουν μεταστάσεις σε άλλα μέρη του σώματος δημιουργώντας νέους όγκους. Οι όγκοι του VHL στα νεφρά και το πάγκρεας μπορούν να είναι καρκινικοί.

Το ζητούμενο είναι να εντοπίσουμε τους όγκους γρήγορα, να αντιληφθούμε τα σημάδια που εμφανίζει ένας όγκος που γίνεται επιθετικός στην συμπεριφορά του και να αφαιρέσουμε ή να αφοπλίσουμε τον όγκο πριν εισβάλει σε άλλους ιστούς. Για να ανιχνεύονται και να παρακολουθούνται οι όγκοι που δημιουργούνται και είναι μέσα στο σώμα εφαρμόζουμε τεχνικές ιατρικής απεικόνισης (όπως είναι για παράγειγμα η μαγνητική ή η αξονική τομογραφία).

Δεν χρειάζονται όλοι οι όγκοι αφαίρεση όταν εντοπισθούν. Η συνεχής παρακολούθηση μπορεί να μας δείξει πότε ένας όγκος είναι ανησυχητικός και απαιτεί αντιμετώπιση. Εσείς και η οικογένεια σας μπορείτε να βοηθήσει τους ερευνητές να μάθουν περισσότερα σχετικά με το πόσο μπορούμε με ασφάλεια να παρακολουθούμε τους όγκους, αν μοιράζεσθε τις εμπειρίες της δικής σας οικογένειας. Παρακαλούμε να επικοινωνήσετε με την VHL FAMILY ALLIANCE, για περισσότερες πληροφορίες σχετικά με την έρευνα του οικογενειακού σας δέντρου.

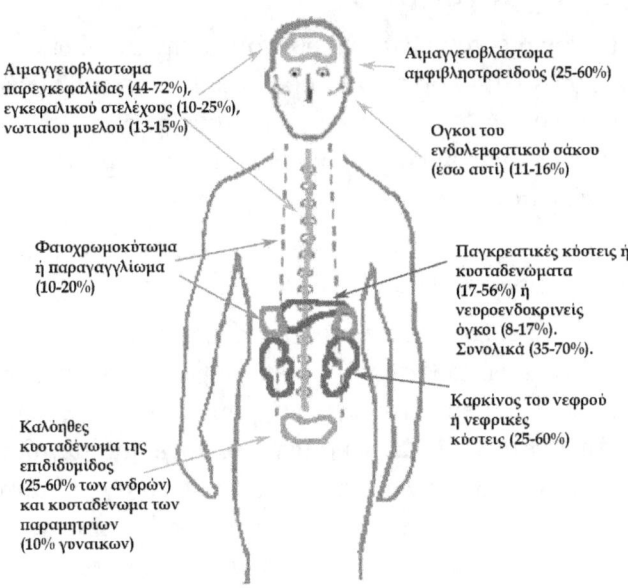

Αιμαγγειοβλάστωμα
παρεγκεφαλίδας (44-72%),
εγκεφαλικού στελέχους (10-25%),
νωτιαίου μυελού (13-15%)

Αιμαγγειοβλάστωμα
αμφιβληστροειδούς (25-60%)

Ογκοι του
ενδολεμφατικού σάκου
(έσω αυτί) (11-16%)

Φαιοχρωμοκύτωμα
ή παραγαγγλίωμα
(10-20%)

Παγκρεατικές κύστεις ή
κυσταδενώματα
(17-56%) ή
νευροενδοκρινείς
όγκοι (8-17%).
Συνολικά (35-70%).

Καλόηθες
κυσταδένωμα της
επιδιδυμίδος
(25-60% των ανδρών)
και κυσταδένωμα των
παραμητρίων
(10% γυναικων)

Καρκίνος του νεφρού
ή νεφρικές
κύστεις (25-60%)

Εικόνα 1. Χαρακτηριστικές αλλοιώσεις της νόσου VHL και συχνότητα εμφάνισης τους. Οι ασθενείς με VHL θα παρουσιάσουν μία η περισσότερες από αυτές τις αλλοιώσεις. Η συχνότητα εμφάνισης της κάθε αλλοίωσης ποικίλει κατά οικογένεια και ως εκ τούτου ο επιπολασμός διαφέρει σε κάθε χώρα. Οι οικογένειες στην Γαλλία έχουν μεγαλυτερες πιθανότητες να εμφανίσουν όγκους του Κεντρικού Νευρικού Συστήματος (ΚΝΣ), στην Γερμανία φαιοχρωμοκυττώματα και στην Ιαπωνία καρκίνο του νεφρού. Η συχνότητες που αναφέρονται στήν συγεκριμένη απεικόνιση έχουν τύχει συλλογικής επεξεργασίας από το Εθνικό Ινστιτούτο Υγείας των ΗΠΑ και βασίζονται σε πολυπληθή διεθνή βάση αρρώστων. Η απεικόνιση είναι αναδημοσίευση ατο το Εθνικό Ινστιτούτο Υγείας των ΗΠΑ και βασιζεται στις δημοσιεύσεις Lonser et al, *Lancet* 2003, 361:2059-67, and *N.E. J. Med.* 2004, 350:2481-2486, and G. P.James, Hastening the Road to Diagnosis, σχετικά με τουσ όγκους των παραμητρίων.

11

Πως κληρονομείται

Το γονίδιο που είναι υπεύθυνο για την εκδήλωση της νόσου VHL μπορεί να κληρονομηθεί απο τον πατέρα η την μητέρα. Ακόμα, όποιος έχει μια θεία, έναν θείο, μια ξαδέρφη ή έναν παππού ή γιαγιά με VHL μπορεί να διατρέχει επίσης κίνδυνο.

Ο μόνος τρόπος για να σιγουρευτεί κανείς αν έχει την νόσο VHL είναι η εξέταση DNA.

Θα πρέπει εδω να τονίσουμε οτι υπάρχουν μεγάλες διαφορές στήν έκφραση και βαθμό σοβαρότητας της νόσου ανάμεσα στα άτομα που φέρουν την γενετική μετάλλαξη του VHL. Συγεκριμέμα υπάρχει μια μεγάλη διαφορετικότητα στην ηλικία στην οποία τα αγγειώματα και διάφοροι άλλοι όγκοι μπορεί να αναπτυχθούν, στο οργανικό σύστημα στο οποίο θα αναπτυχθούν και την δριμύτητα των επιπτώσεων τους. Με άλλα λόγια, κάθε άτομο είναι μοναδικό ως αναφορά την εξέλιξη και την σοβαρότητα της νόσου.

Το εγχειρίδιο Οικογενειακό δέντρο υγείας, που εκδόθηκε απο την VHL Family Alliance, πραγματεύεται τα γενετικά χαρακτηριστικά του VHL, σε λεπτομέρεια και εξηγεί πως μπορείτε συντάξετε το ιστορικό της οικογένειας σας, που μπορεί να αποτελέσει ενα πολύ σημαντικό εργαλείο για την ιατρική κοινότητα. Το οικογενειακό ιστορικό είναι πολύ σημαντικό και για την δική σας κατάσταση και βοηθά τους ερευνητές να μάθουν περισσότερα για την νόσο VHL απο κάθε διαφορετική περίπτωση.

Η σημασία της πρώιμης ανίχνευσης

Επειδή η έκφραση της νόσου VHL ποικίλει τόσο πολύ, δεν υπάρχει κάποιο απόλυτα αυστηρό σύνολο συμπτωμάτων που θα εμφανίσει κάθε ασθενής. Κάθε πιθανό χαρακτηριστικό γνώρισμα της ασθένειας είναι δυνατόν να εμφανιστεί με διαφορετικούς τρόπους.

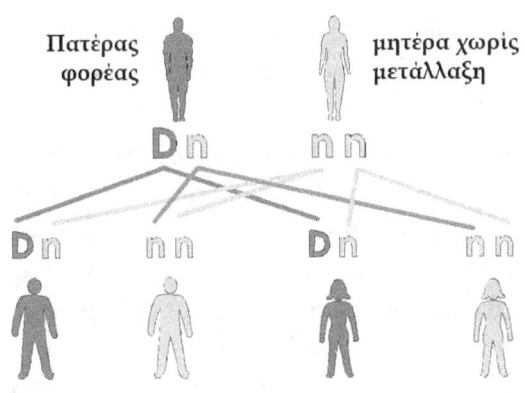

Εικόνα 2. Κληρονομικότητα ενός κλινικά επικρατούς γονιδίου. Το παιδί κληρονομεί ένα γονίδιο από τον πατέρα και ένα απο την μητέρα για κάθε ζεύγος γονιδίων. Αν το κληρονομούμενο γονίδιο είναι κλινικά επικρατές τότε το παιδί έχει 50 50 πιθανότητες να εμφανίσει την νόσο. Στην περίπτωση της νόσου VHL το κλινικά επικρατές γονίδιο μπορεί να κληρονομηθεί είτε απο τον πατέρα είται από την μητέρα. Απεικόνιση απο το *the March of Dimes*

Αν υπάρχει ιστορικό στην οικογένεια σας με VHL, είναι απαραίτητο να ενημερώσετε τον γιατρό σας, ή του παιδιού τον παιδίατρο, και να αρχίσετε τις απεικονίσεις νωρίς, πριν παρουσιαστούν δηλ. συμπτώματα. Τα περισσότερα προβλήματα που δημιουργεί η νόσος VHL είναι πολύ ευκολότερο να αντιμετωπισθούν όταν είναι στο αρχικό στάδιο (οταν για παράδειγμα οι όγκοι είναι μικροί σε μέγεθος) . Συζητήστε με τον γιατρό σας σχετικά με τον καλύτερο δυνατό χρόνο για να αρχίσετε τις απεικονίσεις και τον σωστό σχεδιασμό των επανεπισκέψεων. Σας προτείνουμε να ενημερώσετε τον παιδίατρο για το οικογενειακό ιστορικό του VHL και να αρχίσετε τις εξετάσεις των ματιών των παιδιών που πιθανά βρίσκονται

13

σε κίνδυνο από 1-3 ετών. Εσείς και ο γιατρός σας μπορείτε να κοιτάξετε σχετικά στον τομέα 5, προτεινόμενες απεικονίσεις.

Σχεδόν όλοι μας έχουμε αναρωτηθεί κάποια στιγμή αν είναι καλύτερο να μην γνωρίζουμε οτι έχουμε την νόσο. Εχουμε σκεφθεί οτι

ίσως, αν απλά δεν κάνουμε τις εξετάσεις, όλα να είναι εντάξει. Για λίγο καιρό, αυτό μπορεί να είναι αλήθεια. Όμως οι επιπλοκές του VHL είναι υποχθόνιες-μπορεί να μην έχεις κανένα σύμπτωμα μέχρι ότου το πρόβλημα αναπτυχθεί και φθάσει σε ένα πολύ κρίσιμο σημείο. Είναι κάπως σαν να μην φροντίζετε το σπίτι ή το αυτοκίνητο σας. Μπορεί να ξεφύγεις για λίγο αλλά πάντα τα προβλήματα σε προλαβαίνουν και τότε πρέπει να πληρώσεις μια και καλή για όλα. Υπάρχουν ξεκάθαρες αποδείξεις ότι θα μείνετε υγιείς περισσότερο αν χρησιμοποιείτε τις διαγνωστικές τεχνικές σοφά και είστε σε επαγρύπνηση.

« Εξηγώ τι συμβαίνει, πως δουλεύει, και τι προσπαθούμε να φτιάξουμε, και τι θα μπορούσε να συμβεί αν δεν το φτιάχναμε. Εκπαιδεύω τους ασθενείς μου κατά κάποιο τρόπο και διαλύω την αβεβαιότητα. Η αβεβαιότητα είναι η χειρότερη ασθένεια. Ο φόβος του άγνωστου μπορεί να είναι αφοπλιστικός».

Dr. Thomas Delbanco.

Η ανίχνευση της νόσου VHL με ανάλυση αίματος είναι εύκολη. Η ακρίβεια της και η χρησιμότητα της για τις περισσότερες οικογένειες αυξάνει ραγδαία. Η εξέταση του DNA μπορεί να χρησιμοποιηθεί για να καθορίσει πια μέλη της οικογένειας έχουν την νόσο και άρα χρειάζεται να παρακολουθούνται στενά. Μπορεί επίσης να πιστοποιήσει πια μέλη δεν κουβαλούν το γονίδιο. Αυτά τα μέλη, που δεν έχουν το μεταλλαγμένο γονίδιο, δεν χρειάζεται να κάνουν περαιτέρω εξετάσεις. Επίσης δεν μπορούν να περάσουν το γονίδιο στα παιδιά τους.

Αν γνωρίζετε ότι έχετε το γονίδιο του VHL, και έχετε κανονική απεικόνιση, χωρίς προβλήματα, αυτό δεν σημαίνει ότι το VHL δεν είναι παρών, γιατί το πρώτο στοιχείο μπορεί να φανεί πολύ αργότερα. Μερικές φορές ένα άτομο μπορεί να είναι τόσο ελαφρά επηρεασμένο κλινικά ώστε να φαίνεται σαν η νόσος να έχει παραλείψει μια γενιά. Είναι αξιοσημείωτο οτι η νόσος VHL έχει διαγνωσθεί για πρώτη φορά σε άτομα ηλικίας γύρω στα 80 έτη, ακριβώς επειδή τα παιδιά τους ή τα εγγόνια τους ανάπτυξαν όγκους χαρακτηριστικούς για την νόσο VHL.

Ακόμη κι αν δεν υπάρχει οικογενειακό ιστορικό όταν ένα από τα κλινικά χαρακτηριστικά της νόσου VHL εμφανιστεί σε ασθενή τότε πρέπει οπωσδήποτε να ανιχνευθούν και να αξιολογηθούν όλες οι πιθανές περιοχές του σώματος που σχετίζονται με το σύνδρομο. Είναι πολύ πιθανό για κάποιον που φαίνεται να είναι ο πρώτος στην οικογένεια, να έχει VHL. Σε ορισμένες μελέτες το 20% των ασθενών ήταν οι πρώτοι στις οικογένειες τους με VHL.

Από το αποτέλεσμα των απεικονίσεων, ο γιατρός σας θα σας συμβουλεύσει ποια συγκεκριμένα όργανα θέλουν στενή παρακολούθηση και ποιά είναι τα συμπτώματα που πρέπει να προσέξετε. Γενικά όταν υπάρχουν προβλήματα όρασης, εμετοί, πονοκέφαλοι, προβλήματα ισορροπίας, προοδευτική αδυναμία στα άκρα, χέρια ή πόδια, ή πόνοι που επιμένουν σε σταθερό σημείο πάνω από 1-2 ημέρες πρέπει να εξετάζεστε από τον γιατρό σας.

Από την στιγμή που έχει διαγνωσθεί σε ένα σημείο του σώματος σας, είναι πολύ σημαντικό να γίνεται συλλογή στοιχείων από απεικονίσεις και για άλλα σημάδια της ασθένειας σε άλλα σημεία του σώματος και να επιστρέψετε για επιπρόσθετες απεικονίσεις σύμφωνα με το πρόγραμμα που προτείνει η ιατρική ομάδα που σας παρακολουθεί.

« *Η οικογένεια μου έχει πεισθεί ότι ποτέ δεν πρέπει να πηγαίνει στο ραντεβού με τον γιατρό κάποιος μόνος του. Αν τα νέα είναι δύσκολα να τα ακούσει κάποιος, το μυαλό μας κλείνει τις πόρτες του σε ένα συγκεκριμένο σημείο και μετά δεν δέχεται καμία άλλη πληροφορία. Βοηθά να είναι πάντα δύο μαζί, προτιμότερο το να κρατά σημειώσεις το δεύτερο άτομο που δεν έχει το ίδιο πρόβλημα. Αν όμως για κάποιο λόγο αναγκάζεσθε να πηγαίνετε μόνος, μαγνητοφωνήστε με κάποιο τρόπο την συζήτηση. Θα εκπλαγείτε αν ακούσετε την μαγνητοφώνηση μια μέρα μετά»*

-Darlene Y.Massachusetts.

Γενικές οδηγίες για απεικονίσεις

Η ιατρική ομάδα θα δουλεύει μαζί σας ώστε να αναπτύξετε το σωστό πρόγραμμα απεικονίσεων και προγράμματος παρακολούθησης για σας και την οικογένεια σας.

Η απεικόνιση εξετάζει τα όργανα του σώματος πριν τα συμπτώματα εμφανιστούν, με σκοπό την έγκαιρη και πολύ αρχική ανίχνευση των όγκων η οποιασδήποτε άλλης βλάβης. Δείτε τον τομέα 5, Προτεινόμενο πρόγραμμα απεικονίσεων.

Η επανάληψη των απεικονίσεων επανεξετάζει τις ήδη υπάρχουσες αλλοιώσεις έτσι ώστε να ειμαστε σίγουροι ότι θα λάβουν την σωστή αντιμετώπιση στον καλύτερο δυνατό χρόνο για να διασφαλίσουν μακροπρόθεσμα αποτελέσματα. Εσείς και η ιατρική ομάδα σας μαζί θα καθορίσετε το διάστημα των εξετάσεων και επανεξετάσεων βασιζόμενοι στην συγκεκριμένη κατά περίπτωση κατάσταση κάθε φορά.

Είναι σημαντικό να αρχίσετε τις απεικονίσεις των παιδιών όταν υπάρχει υποψία οτι μπορεί να έχουν την νόσο όσο πιο νωρίς γίνεται. Χρησιμοποιώντας εξέταση DNA, είναι εύκολο να προσδιορίσετε ποιο παιδί χρειάζεται απεικονίσεις και ποιο δεν έχει την μετάλλαξη του VHL οπότε και δεν χρειάζεται εξετάσεις.

Η VHL FAMILY ALLIANCE και η ιατρική συμβουλευτική ομάδα συνιστά να ξεκινούν οι εξετάσεις των παιδιών απο την ηλικία του ενός έτους. Σιγουρευτείτε ότι ο παιδίατρος που το παρακολουθεί γνωρίζει το ιστορικό του παιδιού. Είναι πολύ σημαντικό το παιδί να εξεταστεί απο πολύ νωρίς οφθαλμολογικά έτσι ωστε να αντιμετωπισθούν ενδεχόμενα αιμαγγειωβλαστώματα του αμφιβλιστοειδή.

Η απεικόνιση μπορεί να γίνει χρησιμοποιώντας τεχνικές που δεν είναι επώδυνες και δεν περιλαμβάνουν ακτινοβολία. Οπως τονίσαμε και παραπάνω χρειάζεται οπωσδήποτ μια λεπτομερής οφθαλμολογική εξέταση από έναν οφθαλμίατρο, μια νευρολογική εξέταση από ειδικό, μια εξέταση για την οξύτητα της ακοής από ΩΡΛ και ένας παθολογικός έλεγχος. Επίσης γύρω στην ηλικία των 12 ετών (ή νωρίτερα αν υπάρχουν συμπτώματα η άλλες ενδείξεις) χρειάζεται απεικόνιση του εγκεφάλου με μαγνητική τομογραφία, υπέρηχος κοιλίας και συχνά μια 24ωρη συλλογή ούρων.

Σε αυτό το εγχειρίδιο συμπεριλαμβάνεται ένα ημερολόγιο υπενθυμίσεων των εξετάσεων, συστάσεις για απεικονίσεις και τις επαναλήψεις τους, τα διαστήματα που συστήνονται για εξέταση ή επανεξέταση, και τις αντίστοιχες ημερομηνίες των ραντεβού σας. Επίσης συμπεριλαμβάνεται και ένα πρωτόκολλο απεικονίσεων, ή ένα χρονοδιάγραμμα για checkups και χειρισμούς αναλόγως των αποτελεσμάτων, όπως εμφανίζονται στον Τομέα 5. Σε αυτό το ημερολόγιο μπορείτε να αναγράφετε και τα στοιχεία των γιατρών που θα σας παρακολουθούν.

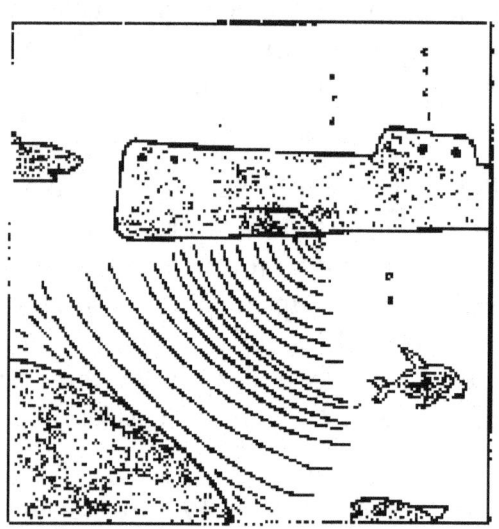

Εικόνα 3. Υπερηχογράφημα (υπέρηχος) . Το υπερηχογράφημα λειτουργεί σαν τις μηχανές ανίχνευσης που χρησιμοποιούνται στα υποβρύχια. Ο υπέρηχος στέλνει κύματα ήχου, τα οποία αντανακλώνται πάνω σε αντικείμενα (στην συγκεκριμένη περίπτωση τα όργανα του σώματος) και επιστρέφουν στον υπέρηχο. Ενας υπολογιστής αναλύει την αντανάκλαση των ήχων και απο την ανάλυση υπολογίζει το βάθος και την πυκνότητα των ιστών που αντανακλούν τα κύματα ήχου. Απεικόνιση απο τον Vincent Giovanucci, O.D., Auburn, Massachusetts.

18

<< Στην αγγλική οι ασθενείς αναφέρονται σαν πάσχοντες>>

Θα θέλαμε να το αλλάξουμε αυτό στην αγγλική γλώσσα (από όπου και η μετάφραση)

Δεν είμαστε πάσχοντες είμαστε *ΕΠΙΖΩΝΤΕΣ*

Δεν είμαστε θύματα, είμαστε *ΠΑΛΑΙΜΑΧΟΙ*

Όπως οι επαγγελματίες έχουν επαγγέλματα και ειδικότητες που χρειαζόμαστε και σεβόμαστε έτσι με εμείς επίσης έχουμε εμπειρία που αξίζει σεβασμού.

Μαζί με τους γιατρούς και τους ερευνητές θα πετύχουμε να βελτιώσουμε την διάγνωση και την θεραπεία, και την ποιότητα στην ζωή των ανθρώπων με VHL. Εργαζόμαστε να βρούμε μια θεραπεία, μπορεί αυτό να απαιτεί δεκαετίες. Στο μεταξύ ας δουλεύουμε με την έγκαιρη διάγνωση και βελτιώνοντας την αντιμετώπιση να αντιμετωπίζουμε επαρκώς την κάθε κατάσταση, και ας κάνουμε τα πάντα να στηρίξουμε ο ένας τον άλλο μέσα από τις εμπειρίες μας.

Joyce Graff.

19

ΤΟΜΕΑΣ 2:
πιθανές εκδηλώσεις

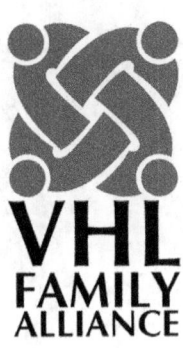

VHL στον αμφιβληστροειδή

Τα τριχοειδή αγγεία που συνιστούν τα αγγειώματα του αμφιβληστροειδή, τα οποία για την ακρίβεια είναι αιμαγγειωβλαστώματα του αμφιβληστροειδή, είναι αρχικά εξαιρετικά μικρά και άρα μη ανιχνεύσιμα. Όταν το αγγειώματα πρωτοεμφανίζονται συνήθως μεγαλώνουν στον ισημερινό ή στην περιφέρεια του αμφιβληστροειδούς, μακριά από την περιοχή της κεντρικής όρασης. Αντίθετα από τον Ισημερινό που περιβάλει την υδρόγειο, ο ισημερινός του ματιού είναι κάθετος. Για να δει αυτήν την περιοχή ο οφθαλμίατρος πρέπει να διαστείλει την κόρη του ματιού και να κοιτάξει τον αμφιβληστροειδή υπό πλάγια γωνία, χρησιμοποιώντας υψηλής ευκρίνειας φακούς. Είναι κάτι περισσότερο από μια συνηθισμένη ιατρική εξέταση. Αν υπάρχει νόσος VHL στην οικογένεια σας, σιγουρευτείτε ότι ο οφθαλμίατρος θα κάνει λεπτομερειακή εξέταση ώστε να βρει τα πολύ μικρά αγγειώματα, ώστε να αντιμετωπισθούν στα αρχικά στάδια. Μια παραπομπή σε κάποιον ειδικό στον αμφιβληστροειδή είναι απολύτως απαραίτητη για την θεραπεία αυτών των όγκων.

Δεν είναι εξοικειωμένοι όλοι οι οφθαλμίατροι με αυτήν την διαταραχή. Πρέπει να κοιτάξετε για κάποιον ειδικό που είναι εξοικειωμένος με το VHL, και κατάλληλος να κάνει την διαστολή που χρειάζεται ώστε να κάνει την εξέταση του βυθού και της περιφέρειας με ένα

έμμεσο οφθαλμοσκόπιο

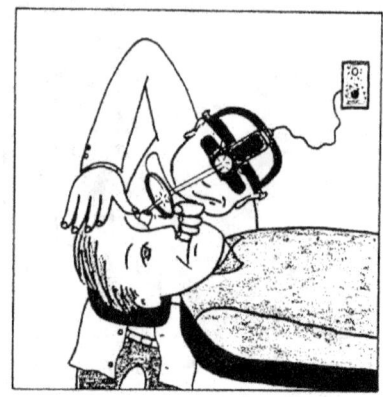

Εικόνα 4. Οφθαλμίατρος που εξετάζει τον βυθό του οφθαλμού. . *Illustration by Vincent Giovannuci, O.D.*

Το ζητούμενο της θεραπείας είναι να κρατηθεί το αγγείωμα τόσο μικρό ώστε να μην επηρεάζει την όραση. Οι ενδεικνυόμενες θεραπείες περιλαμβάνουν θεραπεία με laser, ή κρυοθεραπεία. Φυλλάδια πάνω σε αυτές τις θεραπείες παράγονται από την Οφθαλμολογική Αμερικάνικη Ακαδημία και άλλους οργανισμούς, και συνήθως διατίθενται από τους οφθαλμιάτρους. Και οι δύο θεραπείες προσπαθούν να κρατήσουν τα αγγειώματα μικρά.

Το 60% των ανθρώπων με VHL έχουν προβλήματα με τον αμφιβληστροειδή. Άτομα ηλικίας μόλις 3 ετών, και μερικές φορές ακόμα μικρότερα, μπορεί να προσβληθούν. Τα παιδιά που είναι θετικά στην διάγνωση VHL με εξέταση DNA πρέπει να αρχίζουν τις εξετάσεις από την ηλικία του 1 έτους.

Νέα αγγειώματα μπορεί να εμφανιστούν σε όλη την ζωή του ατόμου. Για αυτό τον λόγο είναι απαραίτητε οι τακτικές εξετάσεις για όλη την διάρκεια της ζωής των ατόμων με την νόσο. Γενικά, τα μικρότερα αιμαγγειωβλαστόματα μπορούν να αντιμετωπισθούν με επιτυχία και με λιγότερες επιπλοκές από τα μεγαλύτερα. Η αιμορραγία από τα μεγαλύτερα αγγειώματα μπορεί να οδηγήσει σε σοβαρή ζημιά στην όραση ή σε αποκόλληση του αμφιβληστροειδούς. Για αυτό το λόγο είναι τόσο σημαντική η έγκαιρη και βέβαια σωστή αντιμετώπιση. Τα αιμαγγειωβλαστόματα πάνω ή κοντά στο οπτικό νεύρο είναι πολύ δύσκολο να αντιμετωπισθούν επιτυχώς και δεν μπορεί να γίνει με laser η θεραπεία. Ευτυχώς μεγαλώνουν αργά. Αν έχετε τέτοιο πρόβλημα, δηλαδή αιμαγγειωβλάστομα πάνω η κοντά στο οπτικό νεύρο, μπορείτε να επικοινωνήσετε με την VHL FAMILYALLIANCE για να ενημερωθήτε για τις ποιό πρόσφατες οδηγίες θεραπείας τους.

VHL στον εγκεφαλο και στον νωτιαιο μυελο

Τα αιμαγγειοβλαστώματα στον εγκέφαλο και στον νωτιαίο μυελό αναφέρονται ενίοτε απλά ως αιμαγγειώματα. Μια κύστη μέσα στον νωτιαίο μυελό καλείται συρίγγιο.

Όταν τα αιμαγγειοβλαστώματα είναι στα αρχικά τους στάδια συνήθως δεν χρήζουν ιατρικής αντιμετώπισης διότι συνήθως είναι ασυμπτωματικά και χρειάζεται πρώτα να πάρουν μεγαλύτερες διαστάσεις για να δημιουργήσουν συμπτώματα. Εξαιρούνται εκείνα που εμφανίζουν ταχεία αύξηση (σε αυτήν την περίπτωση μπορεί να χρειαστούν έγκαιρη αντιμετώπιση έστω και αν είναι ασυμπτωματικά). Με τις συστηματικές επισκέψεις στον νευρολόγο, με βάση το πλάνο της ιατρικής σας ομάδας, τα μικρά αιμαγγειοβλαστώματα θα βρεθούν νωρίς και ίσως χρειαστούν τότε περαιτέρω συστηματική παρακολούθηση συνήθως με μαγνητικές τομογραφίες. Τα σημεία και τα συμπτώματα που εντοπίζονται ενωρίς μπορεί να περιλαμβάνουν πόνο στην πλάτη, πονοκεφάλους, ζαλάδα, και αδυναμία ή πόνο στα άκρα. Η ποιό συχνή περιοχή εμφάνισης αιμαγγειοβλαστώματος είναι η παρεγκεφαλίδα και ο νωτιαίος μυελός. Σε αυτές τις ευαίσθητες περιοχές όπου υπάρχει πολύ λίγος χώρος, το πρόβλημα αυτό καθαυτό δεν είναι τόσο το να έχει κανείς αιμαγγειοβλάστωμα αλλά οι πιέσεις που αυτό ασκεί στον εγκέφαλο και στην σπονδυλική στήλη. Αυτή η πίεση ή το μπλοκάρισμα από την κανονική ροή του εγκεφαλονωτιαίου υγρού είναι αυτό που προκαλεί και τα συμπτώματα. Το χειρουργείο που μπορεί να γίνει ώστε να αφαιρεθούν τα αιμαγγειοβλαστώματα στον εγκέφαλο ή στον νωτιαίο μυελό, πριν τα συμπτώματα γίνουν αφόρητα η επικίνδυνα, ενέχει πάντα κάποιους κινδύνους.

Μερικές θεραπείες ακόμα είναι σε δοκιμαστικό στάδιο. Σε ορισμένες περιπτώσεις ο σκοπός της θεραπευτικής προσέγγισης σε αρχικό στάδιο του όγκου είναι να σταματήσει την αύξηση του όγκου ή να αποτρέψει τον σχηματισμό κύστης. Το ζητούμενο πχ στο μάτι είναι τα τραύματα να μείνουν τόσο μικρά ώστε να μην προκαλέσουν κανένα πρόβλημα. Η στερεοτακτική ακτινοθεραπεία (SRS) που μερικές φορές αναφέρεται και με το όνομα gamma knife η cyberknife, είναι ένα είδος θεραπείας στην οποία δεν χρειάζεται να σε ανοίξουν. Οι γιατροί επικεντρώνουν τις ακτίνες μιάς ακτινοβολίας που εκπέμπεται από διαφορετικές γωνίες πάνω στο ίδιο σημείο, έτσι ώστε να συναντιούνται σε μια πολύ συγκεκριμένη εσωτερική περιοχή του σώματος και να επιφέρουν μια υψηλή δόση ακτινοβολίας (zap) στον όγκο. Μερικά ιατρικά κέντρα χρησιμοποιούν την ακτινοχειρουργική σαν ένα τρόπο αντιμετώπισης της αύξησης των όγκων του εγκεφάλου. Θα πρέπει να συζητήσετε την τεχνική με την ιατρική σας ομάδα. Δεν ταιριάζουν όλες οι θεραπείες σε όλες τις περιπτώσεις. Μερικές φορές είναι πολύ χρήσιμη θεραπεία σαν αποτρεπτική θεραπεία και όχι σαν θεραπεία αυτή καθαυτή για ένα ήδη συμπτωματικό ή προχωρημένο όγκο. Για να κάνετε οποιαδήποτε θεραπεία τέτοιου είδους θα πρέπει οπωσδήποτε να συζητήσετε προσεκτικά με έναν νευροχειρουργό που είναι καλά πληροφορημένος για την νόσο VHL.

Το αν μιά συγκεκριμένη προσέγγιση είναι ενδεδειγμένη εξαρτάται από τον συγκεκριμένο όγκο, την θέση του και το μέγεθος του, λαμβάνοντας πάντα υπόψη τους πιθανούς κινδύνους της συγεκριμένης θεραπείας. Είναι απολύτως απαραίτητο κάθε φορά να κατανοούμε τις πιθανές θεραπευτικές επιλογές που υπάρχουν και, σε συνεργασία με την ιατρική ομάδα που μας παρακολουθεί, να φτάνουμε στην σωστή επιλογή. Μην ντρέπεστε να ρωτήσετε και μια δεύτερη γνώμη.

Τα αιμαγγειωβλαστώματα είναι σπάνιοι όγκοι (είτε συνδέονται με την νόσο VHL ή όχι), και πολύ λίγοι χειρούργοι έχουν εμπειρία στην αντιμετώπιση τους. Είναι μεγάλη βοήθεια και για εσάς και για τον νευροχειρουργό σας να ακουστούν αρκετές προτεινόμενες γνώμες, έτσι ώστε τελικά να μπορέσετε να διαμορφώσετε την καλύτερη δυνατή προσέγγιση.

Εξεταζοντας την στερεοτακτικη ακτινοθεραπεια (SRS)

Η SRS είναι μια μη επεμβατική χειρουργική τακτική παρόμοια με το laser, αλλά χρησιμοποιεί ακτίνες ακτινοβολίας αντί ακτίνες φωτός. Μηχανές όπως Gamma knife, cyberknife, novalis, proton beam therapy, stereotactic linear Accelerator, χρησιμοποιούνται σε αυτήν. Τα μηνύματα της αγοράς σχετικά με τις νέες μηχανές τις εμφανίζουν σχεδόν μαγικές, και πραγματικά δουλεύουν καλά σε πολλά είδη όγκων, αλλά όχι στα αιμαγγειωβλαστώματα. Γιαυτούς τους αγγειακούς όγκους μπορεί να είναι το λιγότερο τόσο επικίνδυνες όσο και μια ανοιχτή εγχείρηση. Είναι πολύ σημαντικό να προσεγγίζουμε αυτή την θεραπευτική μέθοδο όπως και τις υπόλοιπες εγχειρητικές διαδικασίες με υγιή σεβασμό, προσοχή και σκεπτικισμό. Είναι καλύτερο να κάνουμε

25

την αναλυτική και δύσκολη συζήτηση πριν παρά μετά την επέμβαση. Μετά από 20 χρόνια εμπειρίας η διεθνής ομάδα, του VHL Family Alliance προτείνει:

- SRS δεν πρέπει να χρησιμοποιείται για τα αιμαγγειωβλαστώματα του εγκεφάλου εκτός αν ο όγκος είναι τόσο βαθιά χωμένος για να αντιμετωπισθεί από έναν εξοικειωμένο χειρούργο του VHL, ή εκτός αν ο ασθενής έχει τόσο κακή υγεία που δεν μπορεί να γίνει ανοιχτή εγχείρηση.

- SRS δεν πρέπει να χρησιμοποιείται σε όγκους μεγαλύτερους των 3 κυβικών εκατοστών ή 1.7 cm, μετρώντας διαγώνια) ή εκεί που υπάρχει κύστη, ή εκεί που ο ασθενής έχει αρχίσει να έχει συμπτώματα.

- SRS δεν πρέπει να χρησιμοποιείται στον νωτιαίο μυελό ή σε άλλους ιστούς εκτός των εγκεφαλικών μια και βρίσκεται ακόμη σε πειραματικό στάδιο και δεν έχουμε επαρκή στοιχεία για την αποτελεσματικότητα ή τις πιθανές επιπλοκές.

Οι όγκοι που είναι καλύτεροι για πιθανή αντιμετώπιση με SRS, είναι οι εγκεφαλικοί που είναι μικρότεροι από 1,7cm, και οι οποίοι δεν είναι συνδεδεμένα με καμία κύστη και δεν έχουν δώσει συμπτώματα. Παίρνει περίπου 2 χρόνια για να δει κανείς τα αποτελέσματα αυτής της θεραπείας και στο μεταξύ η μάζα του όγκου μπορεί να αυξηθεί λίγο πριν αρχίσει να συρρικνώνεται. Οι ασθενείς που έχουν συμπτώματα ή κύστες συνήθως χρειάζονται την κλασική χειρουργική τομή.

Το SRS έχει κυρίως δοκιμαστεί σε μικρούς όγκους επειδή έχει μεγαλύτερη αποτελεσματικότητα σε αυτού του τύπου τους όγκους. Είναι όμως πιθανόν μερικοί από αυτούς τους όγκους να μεγάλωναν ποτέ έτσι και αλλοιως. Οι περισσότεροι από τους γιατρούς προτιμούν να περιμένουν μέχρι ο όγκος να δώσει κάποια σημεία αύξησης αλλά χωρίς να σχηματίσει κύστη, για να σκεφτούν την χρήση αυτής της θεραπείας.

Η επόμενη λίστα ερωτήσεων έχει συγκεντρωθεί για να σας βοηθήσουν να έχετε μια συζήτηση με τους γιατρούς σχετικά με το πόσο σοφό είναι ή όχι να χρησιμοποιήσετε αυτή την θεραπεία στην κατάσταση σας. Δεν θέλουμε να σας θορυβήσουμε αλλά θέλουμε να σιγουρέψουμε ότι εσείς με τον γιατρό σας θα συζητήσετε όλες τις πιθανότητες πριν την θεραπεία.

1. Πάρτε οπωσδήποτε 2 γνώμες. Θα θέλαμε να σας ενθαρρύνουμε να συμβουλευτείτε έναν ειδικό στην συμβατική μικροχειρουργική και έναν ειδικό στο SRS. Δεν είναι σωστό να μιλήσετε με έναν ειδικό που ασχολείται μόνο με το ένα ή μόνο με το άλλο, καλό θα ήταν να βρείτε ειδικούς που να χρησιμοποιούν και τις 2 τεχνικές. Αν δεν μπορείτε να βρείτε κάποιον που να τα χειρίζεται και τα δύο ρωτήστε την ειδικότητα που έχετε βρει και αναζητείστε την άλλη. Σε πολλές περιπτώσεις είναι ασφαλέστερο να προσεγγίζετε την αφαίρεση με τον συμβατικό χειρουργικό τρόπο. Θα το βγάλετε μια και καλή ο ιστός θα εξετασθεί κάτω από το μικροσκόπιο και η περίοδος ανάρρωσης θα καθορισθεί. Φυσικά όλα τα κλασικά χειρουργεία έχουν και αυτά τους κινδύνους τους και τα μειονεκτήματα τους. Για αυτό λοιπόν χρειάζεστε μια ιατρική ομάδα που να μπορεί να αξιολογήσει ενωρίς τα υπέρ και τα κατά των δύο διαδικασιών και να αποφασίσει τι είναι καλύτερο για εσάς στην συγκεκριμένη κατάσταση και την συγκεκριμένη στιγμή.

2. Πόσο μεγάλος είναι ο όγκος; Οι συστάσεις είναι να μην χρησιμοποιούμε αυτή την θεραπευτική

αγωγή για όγκους μεγαλύτερους των 1,7 εκατοστών. Το μέγεθος δεν είναι το μόνο αλλά είναι ένα πολύ σημαντικό ζήτημα. Ο Δρ.Haring Nauta, της συμβουλευτικής ομάδας του VHL Family Alliance, περιγράφει το θέμα ως εξής: ένα θέμα είναι το για πόσα λεπτά μπορούν να συγκεντρωθούν οι ακτίνες της ακτινοβολίας και που. Είναι σαν να προσπαθείς να κάνεις μια τρύπα με έναν μεγενθυτικό φακό και το φως του ηλίου. Για να κάνεις μια μικρή τρύπα θα συγκεντρώσεις την ακτίνα σε ένα μικρό σημείο και θα χρησιμοποιήσεις λιγότερη ακτινοβολία. Για να φτιάξεις μια μεγάλη τρύπα θα πρέπει να καλύψεις ένα μεγαλύτερο πεδίο και οι ακτίνες είναι ασθενέστερα συγκεντρωμένες, πρέπει να χρησιμοποιήσεις πολύ περισσότερη ακτινοβολία για να κάνεις αυτό που πρέπει να κάνεις. Ο όγκος απορροφά περισσότερη ενέργεια και πρήζεται περισσότερο μετά την ακτινοβολία.

3. Υπάρχει κύστη ή κάποια άλλη μαζική αλλοίωση; Μαζική αλλοίωση στην συγκεκριμένη περίπτωση είναι η αλλοίωση που προσθέτει παραπάνω μάζα στο κρανίο. Αυτή μπορεί να είναι μια κύστη από πρήξιμο, ή από τον όγκο αυτό καθαυτό. Αν υπάρχει παραπάνω πίεση στο κρανίο εσωτερικά, το SRS, δεν είναι καλή ιδέα, επειδή το πρόσθετο πρήξιμο θα προστεθεί στο άνωθεν και θα κάνει τα συμπτώματα χειρότερα.

4. Που βρίσκεται; Όταν ακτινοβοληθεί θα υπάρξει οίδημα στον όγκο και στους περιβάλλοντες ιστούς. Αυτό σημαίνει για εσάς ότι ο όγκος θα μεγαλώσει πριν μικρύνει και εξαρτάται στο πόσος χώρος υπάρχει διαθέσιμος, γιαυτό μπορεί να γίνεται χειρότερα πριν καλυτέρεψει.

Που εστιάζεται αυτός ο όγκος; Όταν πρηστεί τι συμπτώματα θα συμβούν; Πως ο γιατρός σκοπεύει να αντιμετωπίσει αυτό το πρήξιμο και να ξεπεράσει αυτή την περίοδο; Υπολογίστε ότι αυτή η περίοδο μπορεί να μην μετριέται σε μέρες αλλά σε μήνες. Ρωτήστε τον γιατρό πόσο θα περιμένετε λογικά να περάσει αυτή η δύσκολη περίοδος.

5. Ποιός θα είναι ο κίνδυνος για τους περιβάλλοντες ιστούς; Συνήθως υπάρχουν κάποια όρια υγιούς ιστού θα οποία θα ερεθιστούν από την θεραπευτική δοσολογία. Ποίοι ιστοί είναι μέσα σε αυτά τα όρια; Τι θα έκανε μια τέτοια ζημιά; Αν ο όγκος είναι σε τέτοια θέση όπου υπάρχει και υγρό τότε τι περιθώρια λάθους υπάρχουν ; Αυτό είναι ένα κρίσιμο σημείο διότι η επίδραση σε έναν υγιή ιστό μπορεί να είναι σημαντική.

6. Πόσους όγκους θα αντιμετωπίσουν; Σε τι ποσό ραδιενέργειας θα εκτεθείτε; Αν υπάρχουν περισσότεροι από έναν όγκοι, είναι σοφό να τους αντιμετωπίσουν όλους μαζί; Το να γίνεται βήμα βήμα η θεραπεία είναι πολύ σημαντικό ώστε να αντιμετωπισθεί το μετά διάστημα πρηξίματος.

7. Τι φάρμακα προτίθεται να χρησιμοποιήσει ο γιατρός για να αντιμετωπίσει την μετά-θεραπευτική περίοδο; Έχετε ξαναπάρει αυτά τα φάρμακα; Μπορούν να σας κάνουν ένα τεστ ευαισθησίας πριν την θεραπεία ώστε να σιγουρευτούν ότι δεν θα έχουν κάποια δυσμενή αντίδραση; Μια από τις άσχημες επιπλοκές του SRS που έχουμε αντιμετωπίσει εως τώρα είναι η ευαισθησία στα φάρμακα.

8. Τι εμπειρία έχει αυτή η θεραπευτική ομάδα στο χειρισμό αιμαγγειωβλαστωμάτων εν αντίθεση με

τους στερεούς όγκους?

9. Τα αιμαγγειωβλαστώματα αντιδρούν διαφορετικά στον χειρισμό με ακτίνες. Είναι σημαντικό να έχουμε κάποιον με εμπειρία στην μεταχείριση των αιμαγγειοβλαστωμάτων ο οποίος να φτιάχνει το πρόγραμμα της θεραπείας πριν ξεκινήσει η θεραπεία. Αν δεν μπορείτε να βρείτε κάποιον στην περιοχή σας, ρωτήστε την VHL Family Alliance ώστε να σας συστήσει κάποιον σαν πηγή δεύτερης γνώμης. Αυτό θα πρέπει να χαιρετηθεί με χαρά από τους συνεργάτες σας σαν να είναι και για δική τους προστασία εκτός από την δική σας.

Αλλαγες στην ακοη και VHL

• Το πρωτόκολλο παρακολούθησης περιλαμβάνει την σύσταση να γίνονται τακτικές ακουστικές μετρήσεις. Πρεπει να γίνει μια αρχική εξέταση και μετά περιοδικά να γίνονται εξετάσεις που να πιστοποιούν ότι δεν έχει αλλάξει τίποτα συγκριτικά με την αρχική εξέταση.

Αν διαπιστώσετε κάποια αλλαγή στην ακοή ή κάποια άλλη ενόχληση στο εσωτερικό του αυτιού θα πρέπει να συμβουλευτείτε έναν νευροωτορινολαρυγγολόγο. Θα χρειαστείτε μια μαγνητική τομογραφία του εσωτερικού ακουστικού καναλιού για να ελέγξει για όγκο του ενδολεμφατικού σάκκου (ELST), που μπορεί να συμβεί περίπου στο 15% των ανθρώπων με VHL. Η μαγνητική τομογραφία που συνιστάται στο πρωτόκολλο παρακολούθησης είναι σχεδιασμένη έτσι ώστε να μπορεί να παρακολουθεί εκτός απο τον εγκέφαλο και την ακουστική περιοχή (ανατρέξτε στον Τομέα 5).

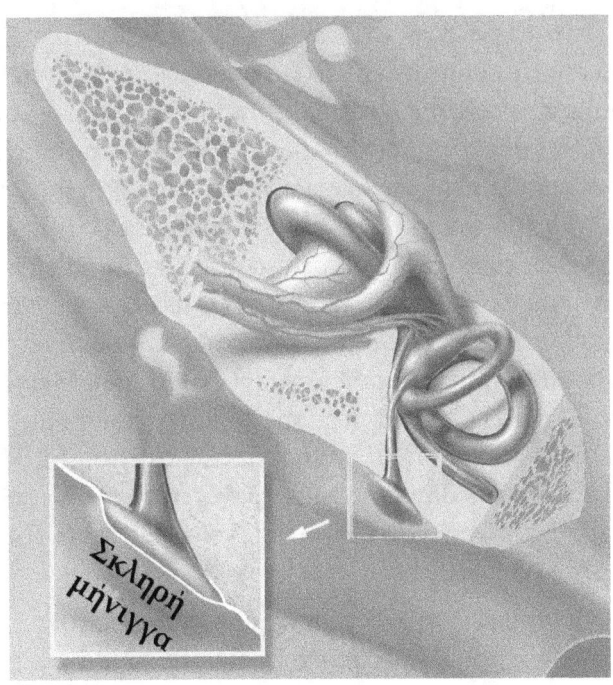

Εικόνα 5. Το εσωτερικό αυτί και ο ενδολεμφατικός σάκος (ΕΛΣ)

Ο ενδολεμφατικός αυλός εκτείνεται απο το εσωτερικό αυτί στην οπίσθια επιφάνεια του λιθοειδούς οστού και τελειώνει κάτω απο την σκληρή μήνιγγα, όπου σχηματίζει μια μικρή δαπλάτυνση, τον ενδολεμφατικό σάκο (ΕΛΣ). Στο ένθετο μπορείτε να δείτε τον ΕΛΣ ακριβώς δίπλα απο την μήνιγγα. Η μήνιγγα είναι η ινώδης μεμβράνη που περικλείει τον εγκέφαλο. Το απεικονιζόμενο οστό είναι το λιθοειδές οστό. Οι ασθενείς με όγκο του ενδολεμφατικού σάκου (ΟΕΛΣ) σχηματίζουν μία συλλογή υγρού (καλούμενη ύδροπας) που δημιουργεί τα συμπτώματα που θυμίζουν την νόσο του Menière (απώλεια ακοής, βόμβος στα αυτιά και ίλιγγο). Ο ύδροπας μπορει να προέλθει απο την αναστολή της απορόφησηες του ενδολεμφατικού υγρού στον σάκο, φλεγμονή που προέρχεται απο αιμορραγία στον αυλό ή αυξημένη παραγωγή υγρού απο τον όγκο. Υπερπαραγωγή υγρού παρατηρείται και σε άλλους όγκους που συναντάμε στην νόσο VHL.

31

Ένα ELST σχηματίζεται στον ενδολεμφατικό σάκκο ή στο κροταφικό κόκκαλο πίσω από το αυτί. Ο ενδολεμφατικός αγωγός περνά απο το εσωτερικό αυτί στην πίσω επιφάνεια του κόκκαλου της λιθοειδής μοίρας του κροταφικού οστού και τελειώνει στην σκληρή μήνιγγα, στα όρια του εγκεφάλου, σαν μια ευθεία επέκταση του ενδολεμφατικού σάκου. Αυτή η μικρή κατασκευή είναι γεμάτη με υγρό (που καλείται έσω λέμφος) και έχει ένα λεπτό σύστημα κανονισμού πιέσεως που είναι υπεύθυνο για την αίσθηση της ισορροπίας. Η νόσος του Menier είναι μια άλλη νόσος αυτής της περιοχής που δημιουργεί συμπτώματα παρόμοια με τα συμπτώματα του ELST (ζαλάδα, απώλεια ακοής, εμβοή), για αυτό συχνά τίθεται εσφαλμένα η διάγνωση της νόσου του Menier αντί του ELST.

Οι ασθενείς συχνά αναφέρουν αλλαγές στην ακοή που κυμαίνονται από πολύ μικρές ως και πλήρη απώλεια της ακοής. Τα συμπτώματα της ακοής μπορεί να συμπεριλαμβάνουν μείωση ή απώλεια της ακοής, εμβοές (κουδούνισμα στα αυτιά) ζαλάδα, αίσθημα πληρότητας των αυτιών, ή αδυναμίας, ή πάρεση του νεύρου που διατρέχει το μάγουλο στο πρόσωπο. Η απώλεια ακοής μπορεί να συμβεί σταδιακά σε περίοδο 3-6 μηνών και παραπάνω ή και σε ορισμένες περιπτώσεις αιφνίδια.

Αν χαθεί η ακοή δύσκολα επανακτάται. Εδώ και πάλι είναι πολύ σημαντικό να κοιτάζουμε για συμπτώματα νωρίς και να απευθυνόμαστε στον γιατρό, ώστε να διατηρήσουμε την ακοή. Αν έχουμε κάποια απώλεια ακοής η γρήγορη αντίδραση είναι αναγκαία για να υπάρχει κάποια ελπίδα επανάκτησης. Αν η ιατρικής σας ομάδα δεν είναι εξοικειωμένη να έρθετε άμεσα σε επαφή με την VHL FAMILY ALLIANCE ώστε να λάβετε πρόσβαση σε ιατρικές οδηγίες για δράση ή να πληροφορηθείτε που είναι η κοντινότερη κλινική που εξειδικεύεται στην νόσο VHL.

Το χειρουργείο μπορεί να θεωρηθεί η λύση ώστε να αποφευχθεί κάθε απώλεια ακοής στην περίπτωση της διάγνωσης ELST. Η προσεχτική χειρουργική αφαίρεση θα σταματήσει κάθε περαιτέρω ζημιά χωρίς να προκαλέσει προβλήματα στην ακοή ή την ισορροπία. Η μικροχειρουργική συνήθως χρειάζεται ομαδική δουλειά μεταξύ νευροχειρουργού και χειρούργου ΩΡΛ, που να έχουν κάνει πολλά χειρουργεία στο εσωτερικό του αυτιού. Καλέστε το VHL FAMILY ALLIANCE, για να πάρετε σχετικές πληροφορίες για την ομάδα που μελετάει αυτούς τους πολύ μικρούς όγκους και και έχει αναπτύξει πολλές συστάσεις για την θεραπεία.

Υπάρχει μία υπόθεση που συνδέει τις χρόνιες καταστάσεις ωτικών μολύνσεων σε παιδιά με ELST, όπου το πρώτο σημάδι αναφέρθηκε σε παιδί ηλικίας έξη ετών. Αν ένα παιδί που γνωρίζει ότι έχει VHL παρουσιάζει ωτικές μολύνσεις θα ήταν φρόνιμο να κάνει αξονική στο ακουστικό κανάλι πριν εγκαταστήσει σωλήνες στο αυτί, για να αποφύγει ενδεχομένως σχετική απώλεια ακοής.

VHL και το αναπαραγωγικο σας συστημα

Οι άνθρωποι με VHL πρέπει να ακολουθούν τις προληπτικές εξετάσεις και τις αυτοεξετάσεις που συστήνονται για τον γενικό πληθυσμό,επειδή αν έχει κανείς VHL δεν σημαίνει ότι απαλλάσσεστε από όλες τις άλλες καταστάσεις οι οποίες μπορεί να συμβούν στον υπόλοιπο πληθυσμό.

Ακολουθήστε τις συνηθισμένες οδηγίες για αυτοεξέταση στους όρχεις και το στήθος και φροντίστε με τον καλύτερο δυνατό τρόπο το αναπαραγωγικό σας σύστημα. Επίσης μπορεί θα θεωρηθεί απαραίτητο να εμβολιαστείτε για τον ιό του *παπιλώματος* (HPV), κατά του καρκίνου του τραχήλου της μήτρας. Παρότι ο ιός

HPV δεν εμπλέκεται απευθείας στην δημιουργία VHL όγκων είναι υπεύθυνος για την ανάπτυξη συγκεκριμένων θανατηφόρων καρκινικών όγκων, όπως του καρκίνου του τραχήλου της μήτρας, καρκίνο του πέους, ή του πρωκτού, και για το 30% των καρκίνων του φάρυγγα και λάρυγγα. Οι άνθρωποι καλό θα ήταν να εμβολιάζονται πριν αναπτύξουν σεξουαλική δραστηριότητα, συνήθως σε ηλικία 11-12 ετών.

Το 50% των ανδρών με VHL μπορεί να εμφανίσει επιδυδιμικά κυσταδενόματα (πρόκειται γαι κύστεις στους όρχεις). Παρομοίως οι γυναίκες με VHL μπορεί να έχουν κυσταδενόματα στις σάλπιγγες ή τα παραμήτρια. Οι καλοήθεις αυτοί όγκοι είναι σχεδόν ακίνδυνοι αλλά μπορεί να προκαλούν πόνο.

Για τους άνδρες

Η επιδιδυμίδα είναι ένας μικρός σπειροειδείς αγωγός που βρίσκεται πίσω από τους όρχεις στον δρόμο προς το σπερματικό πόρο. Ο σπερματικός πόρος είναι ο αγωγός που μεταφέρει το σπέρμα από τους όρχεις στον αδένα του προστάτη. Η επιδιδυμίδα είναι τόσο μακριά σε μήκος όσο οι όρχεις και πεπλατυσμένη σε σχήμα C κατά την μια πλευρά των όρχεων. Είναι ένα σύνθετο σωλινιακό σύστημα που συσσωρεύει το σπέρμα και το αποθηκεύει για όταν θα χρειαστεί. Είναι λίγο σαν την σπείρα στο πίσω μέρος του air condition, όπου η συμπύκνωση λαμβάνει χώρα. Αφού έχει αποθηκευθεί στην επιδιδυμίδα το σπέρμα κινείται από τον σπερματικό πόρο στον προστάτη όπου αναμειγνύεται με άλλα σπερματικά υγρά των σπερματοδόχων κυστών που κινούνται μέσω του προστάτη στην ουρήθρα μέσω της εκσπερμάτωσης.

Στο ¼ περίπου των ανδρών του γενικού πληθυσμού απαντάται ένας μικρός αριθμός κυστών στην επιδιδυμίδα. Από μόνες τους οι κύστες δεν είναι λόγος ανησυχίας και δεν είναι ιδιαίτερα αξιοσημείωτες. Υπάρχει όμως ένας συγκεκριμένος τύπος κύστης που είναι σημαντικός στο VHL. Το κυσταδένωμα είναι ένας καλοήθης όγκος με μία ή περισσότερες κύστεις εσωτερικά, έχοντας έτσι μεγαλύτερη πολυπλοκότητα από μια απλή κύστη. Θηλοειδή κυσταδενώματα της επιδιδυμίδας είναι σπάνιο να συναντηθούν στον κοινό πληθυσμό. Στο VHL αυτές οι κύστες μπορούν να συμβούν στον έναν ή και στους δύο όρχεις. Όταν συμβούν και στις 2 πλευρές, συνήθως σημαίνουν μια σαφή διάγνωση του VHL. Ποικίλουν απο 1-5cm. Συνήθως ο άνδρας που έχει τέτοια κύστη νοιώθει σαν να έχει ένα βότσαλο στο όσχεο που όμως δεν πονάει και δεν συνεχίζει να μεγαλώνει.

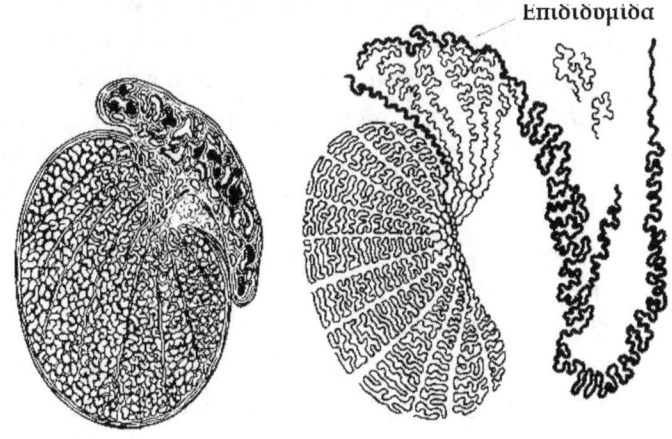

Επιδιδυμίδα

Εικόνα 6. Επιδιδυμίδα. Αριστερά παρουσιάζεται μία εγκάρσια τομή των όρχεων και της επιδιδυμίδας. Δεξιά παρουσιάζεται το σύστημα σωληναρίων όρχεων και επιδιδυμίδας. Απεικόνιση από τον *Gerhard Spitzer, Rauber-Kopsch, από το Kahle et al., Color Atlas, 2:261.*

Τα κυσταδενώματα της επιδιδυμίδας μπορεί να σχηματισθούν στην εφηβεία ή αργότερα. Είναι δύσκολο να πρωτοαναπτυχθούν στους άνδρες μετά τα 40 έτη. Οι κύστες μπορεί να αφαιρεθούν αν ενοχλούν. Το να αφαιρεθούν είναι σαν αγγειεκτομή με αποτέλεσμα να απενεργοποιήσει την παράδοση του σπέρματος από εκείνη την πλευρά.

Αυτές οι κύστες δεν εμπλέκονται με την σεξουαλική λειτουργικότητα. Στις περισσότερες περιπτώσεις το μόνο πρόβλημα που σχετίζεται με τα κυσταδενώματα είναι η μικρή ενόχληση που έχεις όταν είναι εκεί. Μερικές φορές, εξαρτάται από την θέση τους, τα κυσταδενώματα μπορεί να μπλοκάρουν το σπέρμα και να προκαλέσουν στειρότητα. Αν ένα κυσταδένωμα πονά, πρέπει να εξετασθεί οπωσδήποτε με τον γιατρό, γιατί μερικές φορές, σε σπάνιες περιπτώσεις, μπορεί να υποστεί μόλυνση ή ακόμη και ρήξη.

Σε ορισμένες περιπτώσεις μπορεί να προκληθεί ατροφία του σπερματικού πόρου, η οποία επίσης μπορεί να προκαλέσει στειρότητα. Οι άνδρες που επιθυμούν να διατηρήσουν την αναπαραγωγική τους δυνατότητα μπορεί να φυλάξουν κάποιο σπέρμα σε τράπεζα σπέρματος στην ηλικία της εφηβείας για μετέπειτα χρήση.

Ο καλύτερος τρόπος για να παρακολουθείτε την εξέλιξη των κυστών είναι να κάνετε αυτοεξέταση τουλάχιστον μηνιαία όπως συνιστάται σε όλους τους άνδρες του γενικού πληθυσμού. Το VHL δεν αυξάνει το κίνδυνο για καρκίνο στους όρχεις, μια αυτοεξέταση των όρχεων σας βοηθά να εξοικειώνεστε με το μέγεθος και το σχήμα τους και να σιγουρεύεστε ότι δεν υπάρχουν περίεργα εξογκώματα στους όρχεις.

- Εξεταστείτε μετά από ένα ζεστό ντους όπου το δέρμα στο όσχεο είναι πιο χαλαρό και μαλακό.
- Εξοικειωθείτε με το κανονικό μέγεθος και βάρος των όρχεων
- Χρησιμοποιείστε και τα δύο χέρια ώστε να κυλούν ανάμεσα στους όρχεις
- Προσδιορίστε την επιδιδυμίδα. Μοιάζει με σχοινί

στο πάνω και πίσω μέρος του κάθε όρχεως . Η κανονική δομή δεν έχει ανωμαλίες αλλά τα κυσταδενώματα μπορεί να αλλάξουν την δομή. Δείτε το σχήμα και το μέγεθος και κρατήστε ένα μέτρο σύγκρισης για το μέλλον.

• Να είστε σε ετοιμότητα μήπως ανιχνεύσετε μια μικρή ανωμαλία κάτω από το δέρμα μπροστά ή κατά μήκος των πλευρών του κάθε όρχεως. Ένα μικρό εξόγκωμα μπορεί να σου θυμίζει έναν κόκκο από άψητο ρύζι ή ένα μικρό μπιζέλι.

• Αναφέρατε κάθε οίδημα στον ειδικό.

Αν έχετε κάποια ανωμαλία ή κάποιο πρήξιμο δεν σημαίνει απαραίτητα ότι έχετε καρκίνο, αλλά το κάθε τι πρέπει να ελεγχθεί.

Για τις γυναίκες

Αντιστοίχως ένας παρόμοιος όγκος συμβαίνει και στις γυναίκες, καλείται θηλώδες κυσταδένωμα του παραμητρίου συνδέσμου. Το κυσταδένωμα είναι ένας καλοήθης όγκος με μια ή περισσότερες κύστες μέσα του. Εχει μεγαλύτερη πολυπλοκότητα από μια απλή κύστη. Το θηλώδες κυσταδένωμα του παραμητρίου συνδέσμου είναι σπάνιο φαινόμενο στον γενικό πληθυσμό.

Ο παραμήτριος σύνδεσμος είναι ιστός σαν διπλωμένο φύλλο κουρτίνας πάνω από την μήτρα, τις σάλπιγγες και τις ωοθήκες. Τα κύτταρα στον τομέα αυτό είναι της ίδιας προέλευσης όπως στην ανάπτυξη του εμβρύου και όπως της επιδιδυμίδας στους άνδρες.

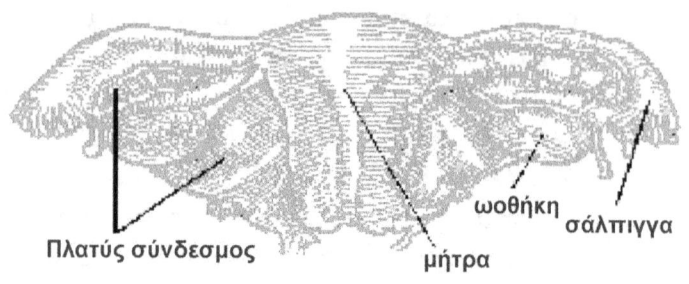

ωοθήκη σάλπιγγα

Πλατύς σύνδεσμος   μήτρα

Εικόνα 7. Πλατύς σύνδεσμος. Ο πλατύς σύνδεσμος είναι ενας εκτεταμένος ιστός που περιβάλλει τα γυναικεία αναπαραγωγικά όργανα. Μοιάζει σαν σεντόνι που σχηνατίζει πτυχές γύρω απο τις ωοθήκες, τον φαλλοπιανό πόρο και την μήτρα. Στις γυναίκες με νόσο του VHL μπορούν να σχηματισθούν κυσταδενώματα σις περιοχές που βρίσκονται δίπλα από αυτόν τον σύνδεσμο, τον παραμήτριο ιστό. Οι όγκοι αυτοί ονομάζονται θηλωματώδη κυσταδενώματα των παραμητρίων και προέρχονται κατα πάσα πιθανότητα απο εμβρυολογικά στοιχεία μεσονεφρικού πόρου.

Κύστες σε αυτόν είναι συχνές στον γενικό πληθυσμό. Ωστόσο εάν μια ασυνήθιστη κύστη ή όγκος αναπτυχθεί στην ευρεία περιοχή των συνδέσμων ή τις σάλπιγγες μπορεί να είναι κυσταδένωμα και άρα μπορεί να συνδέεται με το ύπαρξη νόσου VHL και πρέπει να εξετασθεί. Ρωτήστε τον γιατρό σας για μια πιο προσεχτική διάγνωση για την θεραπεία του καλοήθους όγκου. Μερικές φορές τέτοιοι όγκοι μπορεί να συγχέονται με τον καρκίνο των ωοθηκών (αλλά βέβαια δέν είναι).

Παρακαλούμε να αναφέρετε παρόμοιους όγκους στην VHL FAMILY ALLIANCE, ώστε να ενημερωθεί η ερευνητική βάση δεδομένων και να επεκταθούν οι γνώσεις γιαυτήν την κατάσταση. Μέχρι να μάθουμε περισσότερα για τον συνδεόμενο με το VHL σχετικό όγκο, ο παθολόγος που το παρακολουθεί το ονομάζει << θηλώδεις όγκο με χαμηλή κακοήθεια >>.

Δεν υπάρχουν ακόμη οριστικοποιημένες οδηγίες σε

38

σχέση με την χρήση αντισυλληπτικών χαπιών. Δεδομένου ότι υπάρχουν υποδοχείς προγεστερόνης στους όγκους του VHL, η Γαλλική ομάδα μελέτης VHL, θα συνιστούσε να προτιμούμε να γίνετε χρήση ενός αντισυλληπτικού με χαμηλότερα επίπεδα προγεστερόνης.

Εγκυμοσυνη και VHL

Οι γυναίκες με VHL πρέπει να παίρνουν επιπρόσθετες προφυλάξεις όταν σκέφτονται την εγκυμοσύνη. Η έρευνα απο την Γαλλική Ερευνητική ομάδα του VHL, φαίνεται να υποδεικνύει οτι η εγκυμοσύνη μπορεί να προωθήσει περισσότερο την αύξηση των όγκων ειδικά των ματιών, του εγκεφάλο και του νωτιαίου μυελού. Τουλάχιστον δεν σταματά την ανάπτυξη των όγκων που μπορεί να συμβαίνει στις γυναίκες της αναπαραγωγικής ηλικίας. Όλες οι αλλαγές στο σώμα κατά την διάρκεια της εγκυμοσύνης μπορεί να αποκρύψουν τα συμπτώματα και τα σημάδια των όγκων. Για αυτό τον λόγο είναι πολύ σημαντικό να γνωρίζουμε τι γίνεται πριν την εγκυμοσύνη και να συνεχίζουμε τις απεικονίσεις κατά την διάρκεια της εγκυμοσύνης, περιλαμβανομένης και της Μαγνητικής, χωρίς σκιαγραφικό, στο τέταρτο μήνα.

• Ο όγκος του αίματος θα διπλασιαστεί κατά την διάρκεια της κύησης. Αν έχετε αιμμαγειοβλαστώματα στον εγκέφαλο, στον νωτιαίο μυελό ή στον αμφιβληστροειδή, αυτή η αυξημένη ροή μπορεί να επεκτείνει τον όγκο τουλάχιστον κατά την διάρκεια της κύησης, Μερικές γυναίκες έχουν αναφέρει ότι χειροτέρεψαν τα συμπτώματα, τα οποία εν συνεχεία μειώθηκαν μετά τον τοκετό. Σε ορισμένες περιπτώσεις η αύξηση παίρνει ήπια μορφή αλλά σε άλλες μπορεί να επεκταθεί σε κρίσιμο σημείο.

- Το βάρος του βρέφους μπορεί να επιβαρύνει την σπονδυλική στήλη. Αυτή η επιβάρυνση μπορεί να προκαλέσει επιδείνωση συμπτωμάτων, αναλόγως του τι όγκοι υπάρχουν ήδη στον νωτιαίο μυελό,.

- Τα επιπρόσθετα υγρά μπορεί να επιβαρύνουν το φορτίο των νεφρών. Πρέπει να σιγουρευτείτε ότι τα νεφρά σας λειτουργούν όπως απαιτείται για να μπορέσουν στην διάρκεια της κύησης να εξυπηρετήσουν εσάς και το μωρό σας καλά.

- Το άγχος της εγκυμοσύνης και του τοκετού μπορεί να προκαλέσει περαιτέρω ερεθισμό σε υπάρχον φαιοχρωμοκύτωμα. Πρέπει να εξετάζεστε ξανά και ξανά για φαιοχρωμοκύτωμα κατά την διάρκεια της εγκυμοσύνης ώστε να αποφεύγονται πιθανές επιπλοκές.

Αν σκέφτεστε να μείνετε έγκυος ή είστε ήδη, πρέπει να εξεταστείτε αναλυτικά για να εντοπίσετε πιθανούς όγκους που μπορεί να υπάρχουν . Συζητήστε με τον γιατρό σας τι μπορεί να συμβεί αν οι όγκοι μεγαλώσουν κι άλλο στην διάρκεια της εγκυμοσύνης. Είναι προτιμότερο να μην κάνετε εξετάσεις που περιλαμβάνουν ακτινοβολία, όσο είστε έγκυος για να μην δημιουργηθεί πρόβλημα στο έμβρυο. Είναι προτιμότερο να κάνετε εξετάσεις πριν για να γνωρίζετε ποιές είναι οι πηγές ενδεχομένων κινδύνων κατά την εγκυμοσύνη. Ευελπιστούμε ότι οι όγκοι δεν θα μεγαλώσουν αλλά αν το κάνουν πρέπει να είστε έτοιμες να αναγνωρίσετε τα συμπτώματα:

- Ποιά συμπτώματα πρέπει να προσέχω;

- Μπορεί τα συμπτώματα να έχουν σοβαρή επίπτωση στην δική μου υγεία;

- Πως μπορεί να επηρεασθεί το έμβρυο;

Σε αυτή την ιδιαίτερη περίπτωση θα πρέπει να πάρετε μια λεπτομερή εξέταση για Φαίο. Είναι σημαντικό να εξεταστείτε για Φαίο πριν την εγκυμοσύνη. Ένα ενεργό Φαίο μπορεί να είναι απειλητικό για σας και την ζωή του μωρού σας.

Συζητήστε τους παράγοντες κινδύνου με τον σύντροφο σας πριν πάρετε την απόφαση, ίσως να είστε πρόθυμοι να αναλάβετε αυτό τον κίνδυνο αλλά θα θέλει ο σύντροφος σας να σας βάλει σε αυτόν τον κίνδυνο? Συζητήστε προκαταβολικά τους κινδύνους της εγκυμοσύνης ώστε να μην ζείτε με τον θυμό ή την ενοχή ότι κάτι θα εμφανιστεί πηγαίνοντας στα τυφλά σε μια επικίνδυνη κατάσταση.

Αν είστε ήδη έγκυος ενημερώστε τον μαιευτήρα σας και συνδέστε τον με τα μέλη της ιατρικής σας ομάδας. Να είστε άγρυπνοι για συμπτώματα και να τα αναφέρετε αμέσως στον γιατρό. Εμετοί και πονοκέφαλοι θέλουν περισσότερη προσοχή από ότι στις περισσότερες εγκύους, διότι μπορεί να είναι σημάδια όγκων στο κεφάλι ή στον νωτιαίο μυελό. Μην αγνοείτε ή μην τα παραμελήσετε ειδικά όταν είναι έντονα και επαναληπτικά. Μια πρωινή αδιαθεσία είναι λογική, το πόσο συχνά κάνετε εμετό ποικίλει απο εγκυμοσύνη σε εγκυμοσύνη, πάντα πρέπει να επικοινωνείτε με την ομάδα των γιατρών που σας παρακολουθούν και να μην πανικοβάλλεστε.

Προτείνεται να κάνετε μια μαγνητική στον τέταρτο μήνα, χωρίς σκιαγραφικό, ειδικά αν έχετε γνωστούς όγκους του εγκεφάλου και του νωτιαίου μυελού που τους παρακολουθείται για να δείτε αν έχει αλλάξει κάτι.

Σε περίπτωση που υπάρχει κάτι στα μάτια, τον εγκέφαλο ή τον νωτιαίο μυελό, προτείνετε οπωσδήποτε καισαρική τομή, ώστε να αποφευχθούν επιδεινώσεις απο την πίεση.

Μετά την πάροδο 2-3 μηνών αφότου γεννηθεί

το μωρό κάντε έναν λεπτομερή έλεγχο για να εκτιμηθούν τυχόν αλλαγές στην υγεία σας.

Προ Εμφύτευσης γενετική διάγνωση

Με όλα τα προτερήματα του γενετικού ελέγχου υπάρχει νέα τεχνολογία που τα ζευγάρια μπορούν να χρησιμοποιήσουν για να μάθουν εάν το έμβρυο έχει την μετάλλαξη του VHL κατά την γονιμοποίηση του ωαρίου και του σπερματοζωαρίου που εκτελείται στο εργαστήριο. Δύο μέρες μετά την γονιμοποίηση ένα κύτταρο αποσπάται από το αναπτυσσόμενο έμβρυο. Το κύτταρο αυτό στέλνεται για ανάλυση. Συνήθως αναλύονται 4-8 αναπτυσσόμενα έμβρυα, τα αποτελέσματα προσδιορίζουν ποια έχουν την γενετική μετάλλαξη και ποια όχι. Ένας μικρός αριθμός από τα έμβρυα που δεν έχουν επηρεαστεί τοποθετείται στην γυναίκα και η εγκυμοσύνη συνεχίζεται χωρίς προβλήματα. Τα έμβρυα που είναι υγιή και δεν έχουν εμφυτευτεί μπορούν να κρατηθούν κατεψυγμένα για μελλοντική χρήση.

Θέλει καλό προγραμματισμό για να το επιτύχουμε αυτό εφόσον το DNA τεστ πρέπει να επιτευχθεί σε πολύ μικρό χρονικό διάστημα. Πριν αρχίσει η διαδικασία της τεχνητής γονιμοποίησης δείγματα DNA και από τους δύο γονείς και μερικές φορές και από στενούς συγγενείς πρέπει να σταλούν στο εργαστήριο και να προετοιμαστεί ένα τεστ για την ανάλυση του VHL status του εμβρυακού δείγματος. Όταν το τεστ είναι έτοιμο η διαδικασία αρχίζει. Είναι τώρα πιθανόν να αναπτύξουν τέτοιο γενετικό τεστ για τις περισσότερες μεταλλάξεις του συνδρόμου αν όχι για όλες.

Αν επιθυμείτε να εξερευνήσετε αυτήν την δυνατότητα, μπορείτε να επικοινωνήσετε με κάποια εξουσιοδοτημένη κλινική για τεχνητή γονιμοποίηση και προγενετικό έλεγχο που προσφέρει σχετική διάγνωση. Η τεχνητή γονιμοποίηση και ο προγενετικός έλεγχος δεν είναι μια διαδικασία χωρίς ταλαιπωρία. Μπορεί να κάνει διάφορους κύκλους πρωτού στεφτεί με επιτυχία. Υπάρχουν δυσκολίες και απογοητεύσεις στο μονοπάτι αυτό. Μέσα στο 2012 έχουν γεννηθεί 10 υγιή μωρά απο γονείς με VHL, χρησιμοποιώντας αυτήν την τεχνολογία.

Οι γυναίκες με VHL, που διαλέγουν αυτό το μονοπάτι καλούνται να μοιραστούν μαζί μας, αυτή την εμπειρία γιατί μπορούμε να μάθουμε όλο και περισσότερα σχετικά με τα επιπλέον ενδιαφέροντα πράγματα που μπορεί να έχει στην έρευνα η χρησιμοποίηση ορμονών με ενέσεις που χρειάζεται γιαυτή την διαδικασία. Παρακαλούμε επικοινωνήστε με την VHL FAMILY ALLIANCE, για κάθε σχετική περαιτέρω πληροφορία.

Μερικά ανώνυμα άρθρα έχουν δημοσιευθεί από το VHL FAMILY FORUM, περιγράφοντας μερικά ζευγάρια και τις εμπειρίες τους με διάφορες επιλογές τεκνοποίησης συμπεριλαμβανομένου και του προγενετικού ελέγχου, βλέπε σχετικά στο <<vhl.org>>.

Αρτηριακή πίεση, συναισθήματα και VHL.

Το VHL, μπορεί να σχετίζεται με ένα είδος όγκου των επινεφριδίων που ονομάζεται, φαιοχρωμοκύτωμα, (φαιο). Τα επινεφρίδια είναι περίπου   (3 Χ 2 Χ 2 cm) (μήκους 1 inch), και βρίσκονται στο πάνω μέρος των νεφρών. Αυτοί οι όγκοι μπορεί να συμβαίνουν πιο συχνά σε ορισμένες οικογένειες από ότι σε άλλες. Είναι σπάνια κακοήθεις (3%) ανάμεσα στους ανθρώπους με VHL. Αφαιρώντας τους έγκαιρα, δεν είναι δύσκολοι στον χειρισμό τους, αλλά είναι πιθανόν και θανατηφόροι αν δεν αντιμετωπισθούν γιατί μπορεί να κάνουν μεγάλο κακό στην καρδιά και στα αγγεία και στον πιθανό κίνδυνο απο την υψηλή αρτηριακή πίεση

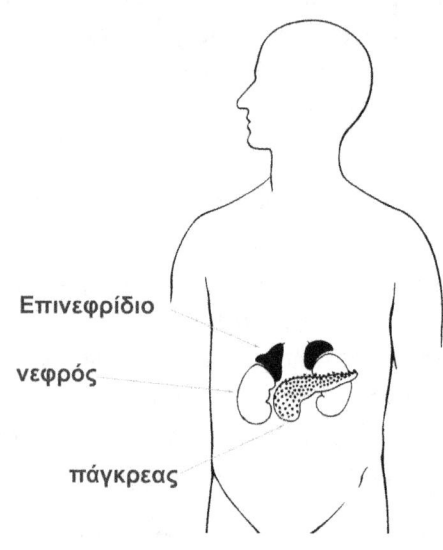

Εικόνα 8. Νεφρά, πάγκρεας και επινεφρίδια. Η εικόνα δείχνει την σχετική θέση των οργάνων. Απεικόνιση απο τον Gerhard Spitzer, from Kahle et al., Color Atlas, 2:141.

Επινεφρίδιο

νεφρός

πάγκρεας

που μπορεί να συμβεί σε γέννες, χειρουργεία, ατυχήματα κλπ.

Τα φαιοχρωμοκύτωμα προκαλούν τις καλούμενες << ορμόνες του stress>>, (noradrenaline and adrenaline) τις οποίες το σώμα χρησιμοποιεί για να δώσει την απαιτούμενη ενέργεια σε κάτι επείγον. Τα φαιο δίνουν υπερβολικά μεγάλες ποσότητες τέτοιων ορμονών στην κυκλοφορία του αίματος. Τα πρώτα συμπτώματα είναι συνήθως υψηλή πίεση, υπερβολικά υψηλή τόσο που επιβαρύνει την καρδιά και το κυκλοφοριακό σύστημα τόσο πολύ που μπορεί να προκαλέσει καρδιακή προσβολή ή εγκεφαλικό. Οι ασθενείς συχνά σημειώνουν πολλούς πονοκεφάλους, ακανόνιστο και γρήγορο χτύπο της καρδιάς ή να αισθάνονται κρίσεις πανικού, άγχους ή οργής. Μπορεί να ιδρώνουν χωρίς κανέναν λόγο. Μερικές φορές έχουν καυτές ή ψυχρές εξάψεις. Μπορεί να έχουν κοιλιακούς πόνους ή ανεξήγητη απώλεια κιλών. Συστήνεται όλοι οι ασθενείς με νόσο VHL, να εξετάζονται για φαιο, Η έρευνα υποδεικνύει ότι ο όγκοι στα επινεφρίδια στους ανθρώπους με VHL, είναι τέσσερις φορές ποιό συχνοί από ότι αρχικά είχε υπολογισθεί. Ενδύκνειται να γίνονται εξετάσεις για φαιοχρωμοκυτώματα ακόμα και σε μέλη οικογένειών που δεν έχουν οικογενειακό ιστορικό φαιοχρωμοκυτόματος. Σε μια οικογένεια στην Γαλλία που δεν υπήρχαν φαιοχρωμοκυτώματα παλαιότερα μετά τρεις γενεές εμφανίστηκαν σε δύο κλαδιά της.

Η παραδοσιακή εξέταση ούρων και αίματος, που μετρά κατεχολαμίνες είναι ανεπαρκής για όλα τα φαιοχρωμοκυτώματα. Συνιστάται ένα αρχικό βιοχημικό τεστ που μετρά στα ούρα ή στο αίμα τις μετανεφρίνες. Στην περίπτωση που ασθενής έχει μεν συμπτώματα που δημιουργούν την υποψία φαιοχρωμοκυτώματος αλλά τα βιοχημικά τεστ αίματος και ούρων είναι αρνητικά τότε συνίστατι ακτινολογική απεικόνιση. Είναι πολύ σημαντικό να γίνεται εξέταση για φαιοχρωμοκύτωμα πριν απο εγχείρηση, εγκυμοσύνη ή γέννα. Αν υπάρχει φαιοχρωμοκύτωμα, πρέπει να σταματήσουμε τα δυσμενή αποτελέσματα του με φάρμακα 7-14 μέρες πριν την διαδικασία.

Η συμμετοχή η δική σας παίζει καθοριστικό ρόλο για την σωστή απόδοση των σχετικών εξετάσεων. Ακόμη και να μην σας έχουν δοθεί οδηγίες θα πρέπει να αποφύγετε να καπνίσετε, να πιείτε αλκοόλ, και καφέ τουλάχιστον 4 ώρες πριν το τεστ. Μην αμελήσετε να πείτε στον γιατρό σας αν παίρνετε κάποια αντικαταθλιπτικά ή χάπια ευδιαθεσίας. Καλό θα ήταν να κάνετε λίστα με ότι χάπια χρησιμοποιείτε στον γιατρό σας ακόμη και με το δείγμα ούρων ή αίματος στο εργαστήριο ώστε να λάβει υπόψιν του την αγωγή που ακολουθείται και έτσι να βοηθήσετε για πιο ακριβή ερμηνεία των αποτελεσμάτων των εξετασεών σας. Μερικές φορές οι οδηγίες διαφέρουν απο κέντρο σε κέντρο χάρη στην διαφορετική μέθοδο ανάλυσης. Πρέπει να ακολουθείται τις οδηγίες πιστά ώστε να αποφεύγετε λανθασμένα αποτελέσματα.

Τα φαιο μερικές φορές προκαλούν συμπτώματα που μπορεί να οδηγήσουν εσάς ή τον γιατρό σας στό να πιστέψει ότι έχετε πάθει καρδιακή προσβολή ή εγκεφαλικό. Αυτό συμβαίνει γιατί μερικές φορές οι χημικές ουσίες που προκαλούνται απο τα φαιοχρωμοκυτώματα μπορούν να προκαλέσουν στο καρδιαγγειακό σύστημα υπερφόρτωση. Αν σας χορηγηθούν βήτα αναστολείς για τιν πίεση τα συμπτώματα μπορεί να γίνουν χειρότερα. Αυτή είναι μια περαιτέρω ένδειξη ότι πρέπει να κάνετε εξετάσεις για φαιοχρωμοκυτώματα.

Τα φαιοχρωμοκυτώματα συχνά προκαλούν συμπτώματα που οδηγούν εσάς ή τον γιατρό σας στο να πιστέψει ότι έχετε ψυχολογικά προβλήματα. Είναι σημαντικό να σημειωθεί ότι όλα τα φάρμακα μπορεί να έχουν ανάμιξη στα αποτελέσματα των εξετάσεων για φαιοχρωμοκυτώματα. Αν είναι εφικτό, οι εξετάσεις για φαιοχρωμοκυτώματα πρέπει να γίνονται πριν να λάβετε κάποια φάρμακα. Αν αυτό δεν είναι εφικτό, τότε είναι πολύ σημαντικό να επικοινωνήσετε στο γιατρό σας όλα τα φάρμακα που παίρνετε, τα πιθανά βότανα, αν η δόση είναι παραπάνω απο την κανονική ή ακόμη και παράνομα φάρμακα προκειμένου να έχετε μια σωστή ανάλυση των τεστ. Τέτοια φάρμακα μπορούν να επηρεάσουν τα αποτελέσματα και αυτό εξαρτάται απο την μέθοδο μέτρησης του συγεκριμένου εργαστηρίου. Σας παρακαλούμε να μείνετε πιστοί στις συστάσεις των φαρμάκων όπως ανάγραφονται ή στις συστάσεις του γιατρού σας. Δείτε το κεφάλαιο Προετοιμασία για εξετάσεις φαιοχρωμοκυτώματος στον Τομέα 5.

Συστήνετε το τεστ <<πλάσμα-ελεύθερο απο μετανεφρίνες>> σαν εξέταση για φαιο. Αυτό περιλαμβάνει μέτρηση σε ένα δείγμα αίματος συνάμα, της μετανεφρίνης, τον μεταβολίτη της ανδρεναλίνης, και της νορμετανεφρίνης, τον μεταβολίτη της νοραδρεναλίνης. Λίγο λιγώτερο ακριβές αλλά πολύ εύκολα προσιτό είναι η 24ωρη συλλογή ούρων, που μπορεί να αναλυθεί σε μετανεφρίνες, και νορμετανεφρίνες.

Στο VHL, είναι απαραίτητο να εξετασθούν οι ανυψώσεις των νορμετανεφρινών. Τιμή μετανεφρίνης μεγαλύτερη απο 112pg/ml (που αντιστοιχεί σε 0.61nmol/L και αναφέρεται ως το ανώτατο φυσιολογικό όριο στο πλάσμα ενός ενήλικα ασθενή με το σύνδρομο, κατά το NIH) μπορεί να προκαλέσει υποψίες. Τιμές πάνω απο 400pg/ml (2.2nmol/L) για έναν ασθενή που είναι ξεκούραστος χωρίς στρες και χωρίς αντικαταθλιπτικά, δημιουργεί πολύ μεγάλη υποψία (σχεδόν 100% πιθανότητα) και πρέπει να διερευνηθεί περαιτέρω με απεικόνιση. Ανάμεσα σε αυτά τα 2 όρια η πιθανότητα για φαιοχρωμοκύτωμα αυξάνει όσο αυξάνει τα επίπεδο τιμών καθιστούν τις εξετάσεις παρακολούθησης απαραίτητες.

Αν αυτές οι χημικές εξετάσεις υποδηλώνουν την παρουσία φαιοχρωμοκυτώματος, που δεν μπορεί να εντοπισθεί με MRI ή με CT, , συστήνουμε περαιτέρω διερεύνη με MIBG ή PET scan. Αυτές οι ανιχνεύσεις βοηθούν να εντοπισθεί ένα φαιο, ακόμη κι αν βρίσκεται έξω από τα επινεφρίδια. Τα φαιο που βρίσκονται έξω απο τα επινεφρίδια συχνά αποκαλούνται παραγαγγλιώματα. Μπορούν να συμβούν οπουδήποτε στο συμπαθητικό νευρικό σύστημα, που σημαίνει οπουδήποτε κατά μήκος μιας νοητής γραμμής από τον βουβώνα στον λοβό του αυτιού ή οπουδήποτε άλλου στο σώμα. Σύμφωνα με την έρευνα στο Ινστιτούτου Υγείας των ΗΠΑ, διαφορετικά τεστ έχουν διαφορετικά ποσοστά επιτυχίας στην εντόπιση φαιοχρωμοκυτώματος ή παραγαγγλιώματος.

- 18F-FD PET έχει ευαισθησία 75-92%
- 18F-FDOPA PET έχει ευαισθησία 67-93%

- MIBG με Ιώδιο123 έχει ευαισθησία 67-86%
- 18F-FDG PET finds 83-93% (για φαιοχρωμοκύτωμα: 67%)
- Octreoscan έχει ευαισθησία 50%

Η επιλογή συγεκριμένης εξέτασης εξαρτάται συνήθως απο την διαθεσιμότητα της στο συγκεκριμένο τεχνολογικό κέντρο που θα απευθυνθείτε. Είναι σημαντικό να γνωρίζετε ότι ακόμα και να μην βρεθεί απο μια εξέταση το φαιοχρωμοκύτωμα, είναι πιθανόν να υπάρχει αλλά να μην ανιχνεύεται απο την συγκεκριμένη εξέταση. Πρέπει να ζητήσετε μια δεύτερη γνώμη απο ένα ειδικό του VHL.

Αν χρειάζεται εγχείρηση συνήθως συστήνεται μερική αδρεναλεκτομή. Οι έρευνες έχουν δείξει ότι εαν διατηρηθεί έστω και ένα μικρό κομμάτι του φλοιού των επινεφριδίων θα κάνει πιο εύκολη για σας η αποθεραπεία χωρίς να χρειαστεί να πάρετε στεροειδή. Αν έχει μείνει ένας υγιής αδένας πρέπει να έχετε υπόψιν σας ότι μπορεί να αναπτύξει όγκο στο μέλλον και να τεθεί και αυτός ο αδένας αργότερα σε κίνδυνο, έτσι καλό θα ήταν να είναι στόχος σας να αφήσετε ένα κομμάτι του κάθε αδένα αν μπορείτε ώστε να δουλεύει για εσάς.

Τα τελευταία χρόνια χρησιμοποιούν την λαπαροσκοπική τεχνική για να αντιμετωπίσουν τα φαιο. Η λαπαροσκοπική μερική αδρεναλεκτομή είναι τώρα εφικτή στις περισσότερες περιπτώσεις. Αυτή η τεχνική έχει χαμηλότερες πιθανότητες μόλυνσης και η ανάρρωση είναι γρηγορότερη.

Πριν την επέμβαση μπορεί να σας δώσει ο γιατρός <<αναστολείς>> (αρχικά αλφα αναστολείς. Μερικές φορές φορές ακολουθούνται απο βήτα αναστολείς) για να αμβλύνουν τα αποτελέσματα των χημικών που παράγονται απο τα φαιο, και να επιτρέψουν στην εγχείρηση να προχωρήσει ήρεμα, χωρίς κρίσεις. Οι αναστολείς θα σας κάνουν ίσως να αισθάνεσαι λίγο κουρασμένοι, αλλά είναι πολύ σημαντικοί. Μπορεί να δοθούν σαν συνταγή για 2 ή περισσότερες εβδομάδες πριν την εγχείρηση. Δες τομέα 5.

VHL στα νεφρα

Τα νεφρά είναι όργανα μήκους περίπου 12cm (4 inches) που βρίσκονται στην κοιλιακή χώρα. Το VHL στα νεφρά μπορεί να δώσει κύστες ή όγκους. Είναι σύνηθες ενήλικες του γενικού πληθυσμού που δεν έχουν την νόσο VHL να έχουν στο νεφρό κάποια κύστη. Η κύστεις που απαντώνται στιν νόσο VHL είναι συνήθως πολλαπλάσιες. Η ύπαρξη μιας ή περισσοτέρων κυστών δεν είναι πρόβλημα αυτό καθαυτό. Η άλλη πάθηση που απαντάται στους ενήλικες με VHL είναι καρκίνος του νεφρού (Renal Cell Carcinoma RCC), ένα είδους καρκίνου του νεφρού συνήθως γνωστό ως υπερνέφρωμα.

Δεν υπάρχουν ειδικά συμπτώματα η σημεία που να υποδηλώνουν την ύπαρξη καρκίνου του νεφρού σε αρχικά στάδια. Για αυτό το λόγο είναι πολύ σημαντικό να ξεκινήσει η απεικόνιση των νεφρών πολύ πριν υπάρχουν ορατά σημεία ή συμπτώματα. Τα νεφρά συνεχίζουν την λειτουργία τους χωρίς συμπτώματα και με κανονικά αποτελέσματα στις εξετάσεις ούρων την στιγμή που μπορεί να συνεχίζεται ο καρκίνος του νεφρού. Σκεφτείτε αυτή τιν διαδικασία σαν να έχετε έναν μώλωπα στο δέρμα σας, εκτός του ότι αυτόν δεν μπορείτε να τον δείτε να μεγαλώνει. Όταν είναι μικρός δεν υπάρχει λόγος ανησυχίας. Αλλά αν αρχίσει να μεγαλώνει ή να αλλάζει με ύποπτους τρόπους τότε ο γιατρός θα σας συστήσει να αφαιρεθεί.

Παρόμοια η ιατρική ομάδα μπορεί να συστήσει εγχείρηση όταν ένας όγκος του νεφρού είναι αρκετά μεγάλος την στιγμή που ανακαλύφθηκε, ή όταν αλλάζει σχήμα ή μέγεθος ή όταν ο ρυθμός ανάπτυξης του γίνεται ύποπτος. Δεν χρειάζονται όλοι οι όγκοι αφαίρεση. Οι γιατροί θα συστήσουν επανάληψη των εξετάσεων ή αφαίρεση βασιζόμενοι σε χαρακτηριστικά των όγκων όπως η πυκνότητα, το μέγεθος, το σχήμα και η περιοχή που βρίσκονται. Αφότου εμφανιστούν οι όγκοι του νεφρού είναι σαν καρκίνος του νεφρού του γενικού πληθυσμού (που δέν εχει VHL, τους λεγόμενους σποραδικούς καρκίνους του νεφρού). Η μεγαλύτερη διαφορά είναι ότι στο VHL, έχουμε την δυνατότητα να τους ανιχνεύσουμε νωρίτερα από τους ανθρώπους που έχουν σποραδικά καρκίνο του νεφρού. Εως εκ τούτου αυτό μας δίνει περισσότερες επιλογές να τους χειριστούμε έγκαιρα, σώζοντας το νεφρό μας και αποφεύγοντας τις χειρότερες συνέπειες του καρκίνου. Γνωρίζοντας ότι ένα άτομο με VHL έχει αυξημένο κίνδυνο να αναπτύξει καρκίνο του νεφρού οι όγκοι μπορούν να βρεθούν πολύ γρηγορότερα και στα αρχικά στάδια. Αν περιμένετε για συμπτώματα ο όγκος θα είναι συνήθως σε πολύ προχωρημένο και πιο επικίνδυνο στάδιο όταν βρεθεί.

Οι γνώμες διίστανται για το σωστό χρόνο που πρέπει οι προαναφερθέντες όγκοι να εγχειριστούν, ωστόσο υπάρχει μια γενική συναίνεση στην γενική προσέγγιση. Οι ασθενείς με VHL μπορεί να έχουν μια σειρά όγκων και στα δύο νεφρά με την πάροδο των δεκαετιών. Σαφέστατα δεν μπορούμε να αφαιρούμε κάθε μικρό όγκο, διότι θα ήταν πάρα πολλά τα χειρουργεία που θα έπρεπε να υπομείνει το άτομο και κυρίως σε ένα τόσο μικρό όργανο. Στόχος είναι να διατηρήσουμε την λειτουργία των δικών του νεφρών σε όλη την διάρκεια της ζωής του, να ελαχιστοποιήσουμε τις επεμβάσεις, και να αφαιρούμε τους όγκους πριν γίνουν μεταστατικοί και προκαλέσουν καρκίνο και σε άλλα όργανα. Το περίπλοκο μέρος είναι να διαλέξεις την σωστή στιγμή να εγχειρήσεις, δηλαδή ούτε πολύ νωρίς αλλά ούτε και πολύ αργά.

50

Το ζητούμενο είναι να παρακολουθούμε την ανάπτυξη των κυττάρων από αβλαβή στο επόμενο στάδιο, αλλά πριν να αποκτήσουν την ικανότητα να διασπαρθούν. Αν σκεφτείτε μια πικραλίδα, ξεκινά σαν ένα μικρό μικρό μπουμπουκάκι, γίνεται ένα ιδιαίτερα όμορφο κίτρινο λουλούδι που μετά γίνεται άσπρο, και έρχεται μια ημέρα που γίνεται σπορόφυτο και εξαπλώνεται στον αέρα. Αν πάρετε τα κίτρινα λουλούδια δεν έχουν σπόρους και δεν μπορούν να διασπαρθούν. Τα κύτταρα πρέπει να ωριμάσουν στο σημείο που να ξέρουν πώς να διασπαρθούν στον χορτοτάπητα. Το δύσκολο είναι να προλάβεις να μαζέψεις την πικραλίδα ενόσω είναι ακόμη κίτρινη.

Το ίδιο γίνεται και με τα καρκινικά κύτταρα. Οι ερευνητές του καρκίνου έχουν προσδιορίσει μια σειρά διακριτών σημείων όπου τα κύτταρα περνούν προτού γίνουν ικανά να γίνουν μεταστατικά. Θα ήταν ιδανικό αν υπήρχε κάποιο τεστ αίματος ή ούρων – κάποιοι Biomarkers, δηλαδή βιολογικοί δείκτες- να προλέγουν την κυτταρική εξέλιξη. Δεν υπάρχει όμως κάποιο τέτοιο τεστ προς το παρών αν και γίνεται μεγάλη προσπάθεια τελευταία για να βρεθεί. Προς το παρόν οι κλινικές έρευνες έχουν δείξει ότι το μέγεθος ενός όγκου είναι σχετικά ακατέργαστο αλλά αξιόπιστο ωστόσο σημείο για την εξελιξή του.

Οι βιοψίες δεν είναι συνήθως ότι καταλληλότερο υπάρχει για να προβλέψει κανείς την επιθετικότητα του όγκου γιατί συνήθως όταν κάποιος έχει VHL, είναι σχεδόν σίγουρο τι θα δείξει η βιοψία. Θα υπάρχουν καρκινικά κύτταρα ακόμη και στα πιο μικρά ογκίδια. Η ερώτηση είναι ποιο είναι το επίπεδο ανάπτυξης; Αυτή δεν είναι μια ερώτηση που μπορεί να απαντηθεί με ακρίβεια μέσω μιας βιοψίας.

Οι κύστες συνήθως δεν αποτελούν αιτία εγχειρήσεως. Το σκεπτικό από την συνάντηση στο Freiburg της

Γερμανίας (1994) ήταν να μην συνιστάται χειρουργική επέμβαση αν όγκος δεν είναι μεγαλύτερος από 3cm. Μετά από 20 χρόνια εμπειρίας χρησιμοποιώντας αυτές τις οδηγίες, υπάρχουν μόνο 3 πιστοποιημένες περιπτώσεις που όγκος μικρότερος από 4cm έδωσε μετάσταση, οι υπόλοιπες όλες ήταν σε όγκους μεγαλύτερους των 3cm.

Η ιατρική ομάδα θα πρέπει να δουλεύει μαζί σας και να παρακολουθεί τα νεφρά σας για να αξιολογήσει αν έχετε κύστες ή έναν στερεό όγκο. Θα χρειαστείτε εξετάσεις όπως μαγνητική, ή αξονική. Οι γιατροί θα παρακολουθούν την πυκνότητα του ιστού, την θέση, το μέγεθος και τον ρυθμό ανάπτυξης των προαναφερόμενων στοιχείων. Η μαγνητική προτιμάται στην περισσότερες περιπτώσεις γιατί δεν έχει ραδιενέργεια.

Είναι σημαντικό να κατανοήσετε με κάθε λεπτομέρεια και όσο μπορείτε περισσότερο το ποια ευρήματα ενδιαφέρουν την ιατρική ομάδα για τον καθορισμό του σωστού χρονικού προγραμματισμού και την κατάλληλη θεραπεία. Μην ντραπείτε να πάρετε πάντα μια δεύτερη γνώμη. Η διάκριση ανάμεσα στην κύστη και στον όγκο αδιαμφισβήτητα θα βασίζεται στην καθαρότητα της απεικόνισης και την εμπειρία του ραδιολόγου που παρακολουθεί τους όγκους. Ακόμη και ανάμεσα σε ειδικούς μπορεί να υπάρξουν διαφορετικές απόψεις. Αυτή είναι μια περιοχή που η συμβουλή ενός ή περισσοτέρων γιατρών με σημαντική εμπειρία στο VHL θα κάνει την διαφορά. Μπορείτε ακόμα και να στείλετε ταχυδρομικά εξετάσεις σας, με μορφή CD (compact discs), για να συμβουλευτείτε έναν ειδικό ακόμη και μακριά, σε άλλη χώρα. Μπορείτε να έρθετε σε επαφή με την VHL FAMILY ALLIANCE για να σας βοηθήσει να εντοπίσετε τους ειδικούς που μπορούν να σας βοηθήσουν.

Οι αποφάσεις για το πότε θα πρέπει να χειρουργηθούν οι όγκοι πρέπει να παρθεί από όλη την ομάδα, με κοινοποίηση όλων των πληροφοριών. Όλα τα σημεία, όπως η τοποθεσία του όγκου, η κατάσταση του ασθενή και η υπόλοιπη υγεία του, ακόμη και η επιθυμία του να απαλλαγεί από τον όγκο, παίζουν ρόλο.

Οι ασθενείς με VHL είναι υποψήφιοι για μεταμόσχευση νεφρών όταν αφαιρεθεί και ο τελευταίοσ νεφρικός ιστός. Οι καρκίνοι του νεφρού αναπτύσονται μέσα στόν ίδιο το νεφρό του αρρώστου με VHL. Την στιγμή που ένα νέο νεφρό έχει του δωρητή την γενετική δομή και 2 υγιή αντίγραφα του VHL γονιδίου, δεν έχει κίνδυνο για VHL όγκους. Η καταστολή του ανοσοποιητικού συστήματος που απαιτείται για την μεταμόσχευση δεν φαίνεται να δίνει αύξηση στους άλλους VHL όγκους.

VHL στο πανγκρεας

Το πάγκρεας είναι ένα όργανο που εκτείνεται από αριστερά προς τα δεξιά στο πάνω μέρος της κοιλιακής χώρας, κείμενο ακριβώς από πίσω και κατά του στομαχιού και του λεπτού εντέρου. Περιέχει 2 μέρη : το ένα περιέχει εκκρίσεις που είναι απαραίτητες για την χόνεψη οι οποίες ρέουν από τον μεγάλο αγωγό του παγκρέατος με χολή που παράγεται από το συκώτι στο ανώτερο μέρος του κομματιού της χόνεψης. Το άλλο κομμάτι αποτελείται από τα κυτταρικά νησίδια στα οποία οι ορμόνες όπως η ινσουλίνη σχηματίζονται. Η ινσουλίνη είναι η ορμόνη που ρυθμίζει το επίπεδο του σακχάρου στο αίμα.

Τα παγκρεατικά ευρήματα θεωρούνται γενικά να είναι τα λιγότερο συμπτωματικά από τα υπόλοιπα του VHL. Οι οικογένειες αναφέρουν έναν αριθμό από ισχνά συμπτώματα ωστόσο που κυρίως προκαλούνται απο τις παγκρεατικές κύστες.

Τρεις τύποι ευρημάτων συνήθως συναντώνται στο

πάγκρεας:

- Κύστες

- Ορώδη μικροκυστικά αδενώματα ή κυσταδενώματα

- Όγκοι των κυτταρικών νησιδίων ή παγκρεατικοί νευροενδοκρινείς όγκοι (PNET).

Οι παγκρεατικές κύστες συναντώνται σε μεγάλο αριθμό στους ανθρώπους με VHL, με μεγάλη ποικιλία ανάμεσα στις οικογένειες. Το 75% των ανθρώπων με το σύνδρομο θα αναπτύξουν παγκρεατικές κύστες. Πολλές κύστες ακόμη και μεγάλου μεγέθους μπορεί να υπάρχουν χωρίς να προκαλούν συμπτώματα. Σε αυτή την περίπτωση δεν χρήζουν κάποιας θεραπεία. Σε μερικές περιπτώσεις μερικές μεγάλες κύστες μπορεί να πιέζουν το στομάχι και να δημιουργούν κάποια ταλαιπωρία. Η χειρουργική αποξήρανση μιας μεγάλης κύστης μπορεί να προκαλέσει ανακούφιση.

Περίπου το 12% των ατόμων με VHL αναπτύσσουν ένα ή δύο είδη όγκων στο πάγκρεας. Ο ποιο συνήθης τύπος είναι τα μικροκυστικά ορώδη αδενώματα που είναι καλοήθεις όγκοι. Συνήθως δεν χρειάζεται να αφαιρεθούν εκτός αν προκαλούν παρεμπόδιση στην κανονική ροή των υγρών και των ενζύμων τιυ παγκρέατος και δεν μπορούν να αντιμετωπισθούν διαφορετικά.

Βασιζόμενοι στο μέγεθος, τον τύπο και την τοποθεσία τους, οι κύστες του παγκρέατος μπορούν να δημιουργήσουν λειτουργικά ή δομικά προβλήματα. Η ιατρική ομάδα μπορεί να χρειαστεί περαιτέρω εξετάσεις για να ανιχνεύσει περαιτέρω πιθανή ανώμαλη ορμονική λειτουργία. Ο ρόλος του παγκρέατος είναι να δημιουργεί ορμόνες και ένζυμα που είναι σημαντικά για την χώνεψη του φαγητού που τρώμε, και να κάνει τα συστατικά διαθέσιμα για τα κύτταρα. Οι κύστες και οι όγκοι μπορεί να μπλοκάρουν κάποιον αγωγό που μεταφέρει ουσιώδη υγρά από το πάγκρεας για την χωνευτική διαδικασία, προκαλώντας διάρροια, δυσκοιλιότητα, και άλλα παράπονα χώνεψης ή απώλεια βάρους.

Μπλοκάρισμα στην παραγωγή ινσουλίνης μπορεί να προκαλέσει προβλήματα χώνεψης ή διαβήτη. Ευτυχώς υπάρχουν υποκατάστατα που μπορεί να ληφθούν μέσω δισκίων ή ενέσεων. Η ινσουλίνη ή τα χωνευτικά ένζυμα μπορεί να χρειάζεται να δοθούν ώστε να διατηρηθεί η υγεία. Δεν μπορεί να υπολογισθεί με ακρίβεια πόσο και ποιο ένζυμο χρειάζεται στην κάθε συγκεκριμένη στιγμή. Ένας ειδικός γαστρεντερολόγος ή ομοιοπαθητικός ειδικός στα θέματα της παγκρεατικής ανεπάρκειας και χωνευτικής δυσκολίας μπορεί να σας βοηθήσει να πετύχετε την σωστή ισορροπία και να βελτιώσετε την ποιότητα της ζωής σας.

Αν οι κύστεις εμποδίζουν τον αγωγό της χολής, μπορεί να προκαλέσουν ίκτερο, πόνο, ερεθισμό ή μόλυνση. Ο ίκτερος είναι όταν το χρώμα του δέρματος και των ούρων γίνονται πολύ κίτρινα, και τα κόπρανα ωχρά. Ο πόνος στο σώμα είναι το σημάδι ότι υπάρχει πρόβλημα που χρειάζεται προσοχή, και πρέπει να ζητήσετε ιατρική βοήθεια αμέσως λόγω του ότι η παγκρεατίτιδα είναι μία πολύ σοβαρή κατάσταση που χρειάζεται οπωσδήποτε ιατρική βοήθεια.

Τα περισσότερα ανησυχητικά παγκρεατικά προβλήματα προκαλούνται απο τους στερεούς όγκους (και όχι τις κύστες), οι οποίοι μπορεί να δημιουργηθούν στα κυτταρικά νησίδια του παγκρέατος και ονομάζονται παγκρεατικοί νευροενδοκρινείς όγκοι (PNET). Μπορεί να προκαλέσουν παρεμπόδιση του υγρού της χολής και να δώσουν μεταστάσεις στο συκώτι ή στα κόκαλα. Μερικοί απο τους <<σκληρούς όγκους>> είναι μικροκυστικά αδενώματα, συστάδες αποτελούμενες από γλυκόζη σε μικρές κύστες, που φαίνονται συμπαγή στις απεικονίσεις ενώ στην ουσία δεν αποτελούν πρόβλημα.

Η προσεχτική αξιολόγηση των παγκρεατικών νευροενδοκρινών όγκων (PNET) είναι σημαντική διότι θα ήταν καλύτερα να αποφευχθεί μια εγχείρηση στο πάγκρεας που δεν είναι τελείως απαραίτητη. Τα παγκρεατικά PNET δεν είναι λειτουργικά στο VHL, που αυτό σημαίνει ότι δεν βγάζουν ορμόνες και έτσι τα χημικά τεστ δεν μπορούν να καθορίσουν την φύση τους.

Στην 12χρονη πείρα των U.S National Institutes of Health, ο Δρ Libuti, προσδιόρισε 3 μεταβλητές οι οποίες είναι πολύ σημαντικές για να αποφασιστεί επέμβαση για PNET στο πάγκρεας: το μέγεθος του, την αυξητική συμπεριφορά και την φύση της μετάλλαξης στο DNA. Το μέγεθος είναι παραδοσιακά ο πρώτος δείκτης και συνεχίζει να είναι σημαντικός. Κάθε σκληρός όγκος (PNET) που είναι πάνω απο 2cm πρέπει να αντιμετωπίζεται πολύ σοβαρά.

- DNA: υπάρχει σημαντική συσχέτιση μεταξύ επικίνδυνων παγκρεατικών PNET και μεταλλάξεων στο εξόνιο 3 του VHL γονιδίου. Το VHL γονίδιο έχει 3 διακριτά μέρη που καλούνται εξόνια. Κάθε οικογένεια έχει μια ειδική μετάλλαξη, σαν να μην συλλαβίζεται σωστά μια λέξη στο βιβλίο των οδηγιών που φτιάχνουν την VHL πρωτείνη. Αυτή η οικογενειακή μετάλλαξη περνά άθικτη απο τον γονιό στο παιδί έτσι κάθε μέλος της οικογένειας έχει την ίδια μετάλλαξη στο VHL γονίδιο. Οι άνθρωποι που έχουν μετάλλαξη στο εξόνιο 3 φαίνεται να έχουν πιο επιθετικούς όγκους στο πάγκρεας.

- Συμπεριφορά: σε αυτή την περίπτωση κοιτούν για σημάδια επιθετικής αυξητικής συμπεριφοράς. Για να το μετρήσουν αυτό παίρνουν σειρές απεικονίσεων και συγκρίνουν τα μεγέθη των μεγαλύτερων όγκων σε κάθε απεικόνιση, υπολογίζουν έτσι το μέγεθος ανάπτυξης ή το ποσοστό διπλασιασμού. Αν ο όγκος έχει διπλασιάσει το μεγεθός του σε λιγότερο από 500 ημέρες είναι επικίνδυνος. Αν παίρνει πάνω από 500 ημέρες στον όγκο να διπλασιαστεί, ο κίνδυνος είναι μικρότερος.

- Μέγεθος: στο παρελθόν οι συστάσεις για εγχείρηση γίνονταν βασιζόμενες εξ ολοκλήρου στο μέγεθος. Μετά τις καινούργιες συνιστώσες, ο Libuti, διαίρεσε τους όγκους σε 3 κατηγορίες:

Χαμηλής επικινδυνότητας όγκοι που μπορούν να ανιχνεύονται κάθε 2-3 χρόνια, μεσαίας επικινδυνότητας όγκοι πρέπει να παρακολουθούνται πιο στενά, και η υψηλής επικινδυνότητας πρέπει να αξιολογηθούν για επέμβαση.

Υψηλής πικινδυνότητας -αξιολόγηση για επέμβαση	Μεσαίας κινδυνότητας - ολουθούνται για ύπαρξη δευτέρου κριτηρίου	Χαμηλής επικινδυνότητας -ρακολουθούνται κάθε 2-3 χρόνια
Μέγεθος >=3cm μετάλλαξη στο εξόνιο 3 διπλασιασμός < 500 days	Μέγεθος 2-3 cm μετάλλαξη στο εξόνιο 1ή 2	Μέγεθος < 2 cm μετάλλαξη στο εξόνιο 1ή 2

TABLE 1. το επίπεδο του κινδύνου από νευροενδοκρινείς παγκρεατικούς όγκους. Κλινική γενετική και ακτινολογική ανάλυση σε 108 ασθενείς με νευροενδοκρινείς νεοπλάσματα απο A.Libuti SK.

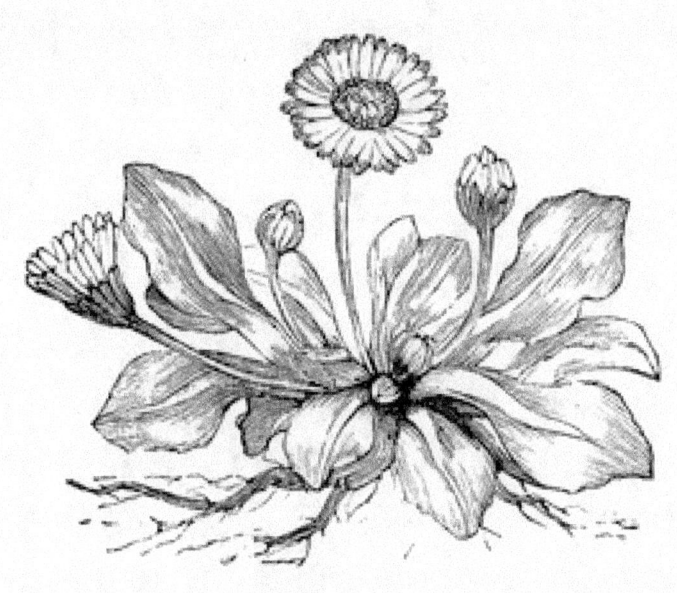

Εικόνα 9. Οι πικραλλίδες είναι ένα παραστατικό παράδειγμα που δείχνει οτι τα καρκινικά κύτταρα χρειάζεται να μεγαλώσουν και να ωριμάσουν μέχρι ένα καθοριστικό σημείο πριν μάθουν πως να στέλνουν μεταστατικά κύτταρα σε άλλα μέρη του σώματος. Δεν χρειάζεται να ξεριζώσουμε κάθε πράσινη πικραλλίδα, αλλά χρειάζεται να τις ξεριζώσουμε όσο είναι ακόμα κίτρινες. Εσείς και οι γιατροί σας θα πρέπει να καταρτίσετε ένα πρόγραμμα επεμβάσεων που να ισσοροπεί ανάμεσα στην πρόληψη της μετάστασης και στην όσο περισσότερο καλή διατήρηση των υγιειών ιστών.

ΤΟΜΕΑΣ 3 - Διάγνωση, θεραπεία, έρευνα

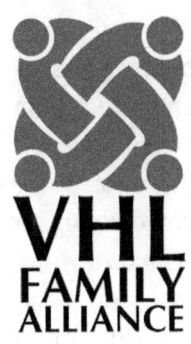

Διάγνωση και θεραπεία

Η ιατρική σας ομάδα θα σας συμβουλεύσει για τα καλύτερα διαγνωστικά μέσα που πρέπει να χρησιμοποιήσετε και την καλύτερη θεραπεία συνυπολογιζομένων πάντα και των αποτελεσμάτων των απεικονίσεων. Υπάρχει μια σειρά από πολύ αποτελεσματικές θεραπείες και νέες θα έρθουν σύντομα στο προσκήνιο.

Ο γιατρός συνυπολογίζει την ιατρική εξέταση και τα αποτελέσματα των μαγνητικών τομογραφιών (MRI), αξονικών (CT), υπερήχων, και αγγειογραφιών. Το ζητούμενο είναι να παραχθούν διαγνωστικές απεικονίσεις των αγγείων και των μαλακών ιστών του σώματος σας. Αυτό μπορεί να περιλαμβάνει την χρήση σκιαγραφικών ώστε να δουν καλύτερα τα αγγεία στις απεικονίσεις. Διάφορες τεχνικές επίσης χρησιμοποιούνται για να καθορίσουν την πυκνότητα των ιστών που εξετάζονται, οι οποίες βοηθούν την ιατρική ομάδα να καθορίσει τι είναι κανονικός ιστός, κύστη ή όγκος.

Η ποζιτρονιακή τομογραφία (PET) μπορεί να χρησιμοποιηθεί για να καθορίσει το ενεργό επίπεδο συγκεκριμένων ειδών όγκων.

Οι θεραπείες συνήθως περιλαμβάνουν κάποιο είδος εγχείρησης για να αφαιρέσουν την δυνατότητα κακοηθών όγκων να γίνουν επιβλαβείς για τους ιστούς. Το να διαλέξει κανείς ανάμεσα στιν χειρουργική προσέγγιση η την παρακολούθηση είναι πάντα θέμα του να διαλέξεις το λιγότερο κακό ανάμεσα στα δύο. Η εγχείρηση πάντα έχει ένα επίπεδο κινδύνου αλλά το να κρατήσεις το αγγείωμα ή τον όγκο έχει τους δικούς του κινδύνους. Οι αναβαθμίσεις που παρέχουν οι μη χειρουργικές προσεγγίσεις που είναι λιγότερο επεμβατικές αλλά καινούργιες δεν τις κάνει απαραίτητα και καλύτερες. Πρέπει και πάλι να συζητήσεις τους σχετικούς κινδύνους με την ιατρική ομάδα.

Ακόμα και οι κίνδυνοι που ο αναισθησιολόγος σας διαβάζει πριν την επέμβαση μπορεί να προκαλέσουν φόβο. Είναι πάντα χρήσιμο να ρωτάτε τον γιατρό << τι πιθανότητες δίνεται σε ένα απο αυτά τα πράγματα να συμβεί ?>> Το γεγονός οτι οι κίνδυνοι πιθανών επιπλοκών απο την εγχείρηση αθροιστικά φθάνουν κάπου σε ένα ποσοστό λιγότερο από το 4%, σε αντίθεση με το 50% κινδύνου χωρίς την εγχείρηση, μας βοηθά να εξετάσουμε το ρίσκο με προοπτική ματιά. Κάθε ένας από εμάς πρέπει να εξετάζει τα προτερήματα και τους κινδύνους μιας επέμβασης πάντοτε σε διαβουλεύσεις με την ιατρική ομάδα.

Γενετική έρευνα και VHL

Το DNA είναι μια βιοχημική βάση ζωής και κληρονομικότητας. Όλα τα κληρονομικά χαρακτηριστικά ενός ατόμου βρίσκονται γραμμένα εκεί, σε κώδικα. Το DNA συγκεντρώνεται σε μικροσκοπικές κατασκευές που λέγονται χρωμοσώματα. Στα ανθρώπινα είδη υπάρχουν 46 χρωμοσώματα 23 από την μητέρα και 23 από τον πατέρα Υπάρχουν 22 αυτόσωμα που αριθμούνται από το 1 έως το 22. Κάθε άτομο έχει ένα ζευγάρι απο αυτά, (δύο αντίγραφα του χρωμοσώματος 1, δύο του χρωμοσώματος 2 κλπ).

Κάθε άτομο έχει επίσης ένα ζευγάρι από τα χρωμοσώματα του φύλου, ΧΧ για τις γυναίκες και ΧΥ για τους άνδρες.

Σε κάθε χρωμόσωμα υπάρχουν γονίδια που περιέχουν την ακριβή πληροφορία που χρειάζεται για την κατασκευή των πρωτεϊνών. Κάθε γονίδιο έχει δύο αντίγραφα, ένα που κληρονομείται από τον πατέρα και ένα από την μητέρα. Η κατάσταση που καλείται VHL προκαλείται από μία μετάλλαξη στο γονίδιο που προέρχεται είτε απο τον πατέρα είτε απο την μητέρα. Το VHL συμβαίνει και σε άνδρες και σε γυναίκες. Κάθε παιδί απο γονιό με VHL, έχει 50% κίνδυνο να κληρονομήσει το μεταλλαγμένο αντίγραφο του γονιδίου. Αυτό σημαίνει οτι έχει 50% κίνδυνο να έχει το γονίδιο που θα το κάνει να εμφανίσει την νόσο.

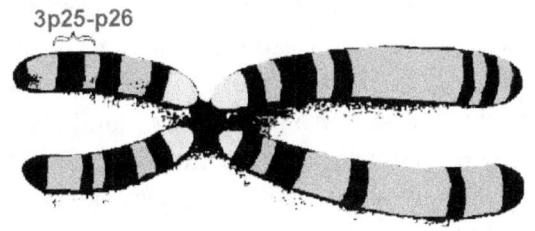

3p25-p26

Εικόνα 10. Χάρτης του γονιδίου VHL. Το γονίδιο VHL βρίσκεται στην περιοχή 3p25-p26, κοντά στο άκρο του βραχέως τμήματος του χρωματοσώματος 3. Απεικόνιση από την by Karen Barnes, Stansbury Ronsaville Wood, Inc., από το Howard Hughes Medical Institute, δημοσιευμένο στο Blazing a Genetic Trail, 1991.

Το VHL γονίδιο εντοπίζεται στο κοντύτερο μπράτσο του χρωματοσώματος 3 στην θέση που καλείται 3p25-3p26. Μια διεθνής ομάδα επιστημόνων προσδιόρισε την ακριβή κατασκευή του γονιδίου το 1993. Οι διαφοροποιήσεις (μεταλλάξεις) στην κανονική δομή του γονιδίου είναι υπεύθυνες για την κατάσταση που ονομάζεται VHL.

Το VHL γονίδιο κωδικοποιεί την φόρμουλα για μια

θεμελιώδη διαδικασία που καλείται <<μεταγραφή>> και επιτρέπει στο DNA να μεταμορφωθεί σε ένα πολύ πιο απλό μόριο, το RNA, που με την σειρά του θα χρησιμοποιηθεί για να δημιουργήσει την πρωτείνη.

Το κανονικό γονίδιο του VHL συμπεριφέρεται σαν << γονίδιο που καταστέλλει τους όγκους >> του οποίου η φυσιολογική λειτουργία είναι να καταστέλλει την δημιουργία όγκων. Για να σχηματισθεί ένας όγκος πρέπει και τα δύο αντίγραφα του γονιδίου του VHL, (το ένα από τον πατέρα, και το άλλο από την μητέρα) να καταστούν ανενεργά. Σε ένα άτομο που δεν έχει κληρονομήσει την μετάλλαξη του VHL γονιδίου, είναι αναγκαίο τα δύο κανονικά αντίγραφα του VHL γονιδίου να υποστούν κάποιες αλλαγές που αδρανοποιούν την VHL πρωτείνη και επιτρέπουν στον όγκο να αναπτυχθεί. Αυτό χρειάζεται να πάρει κάποιο χρόνο και πολλαπλασιασμένη ζημιά για να χτυπήσει και τα δύο γονίδια του κυττάρου πριν να σχηματισθεί ο όγκος. Αυτό εξηγεί γιατί συμβαίνουν τέτοιοι όγκοι στον γενικό πληθυσμό, που δεν έχει VHL, και είναι συνήθως μονοσήμαντοι, αφορώντας ένα μόνο όργανο. Για παράδειγμα, ο μέσος ηλικιακός όρος εμφάνισης συμπτωμάτων ας πούμε για τον καρκίνο στους νεφρούς είναι η ηλικία των 62 χρόνων. Η μετάλλαξη ή η αδρανοποίηση του VHL γονιδίου βρέθηκε στο 90% των τυχαίων (σποραδικών όπως λέγονται) καρκίνων των νεφρών στον γενικό πληθυσμό, όπως μελετήθηκε από το US National Cancer Institute. Οι παραπάνω παρατηρήσεις δείχνουν την σημαντικότητα του VHL γονιδίου, και της πρωτείνης που κατασκευάζει για τον ανθρώπινο οργανισμό.

Στους ανθρώπους που έχουν κληρονομήσει ένα αντίγραφο του γονιδίου που δεν λειτουργεί κανονικά απο την αρχή (δηλαδή το μεταλλαγμένο γονίδιο απο τον πατέρα η την μητέρα), είναι απλά απαραίτητο να απενεργοποιηθεί το ένα μόνον εναπομείναν υγιές αντίγραφο πριν ο όγκος σχηματισθεί. Αυτό είναι σταστιστικά ποιό συχνό απο την διαδοχική απενερεγοποίηση δύο υγιών γονιδίων, που σημαίνει ότι οι όγκοι σε άτομα με VHL αναπτύσσονται πιο συχνά, σε νεώτερες ηλικίες και σε περισσότερα όργανα από ότι στους ανθρώπους στον γενικό πληθυσμό. Χωρίς προληπτική δράση η μέση ηλικία που εμφανίζεται συμπτωματικά ο καρκίνος του νεφρού στους ανθρώπους με VHL, είναι η ηλικία των 42 ετών.

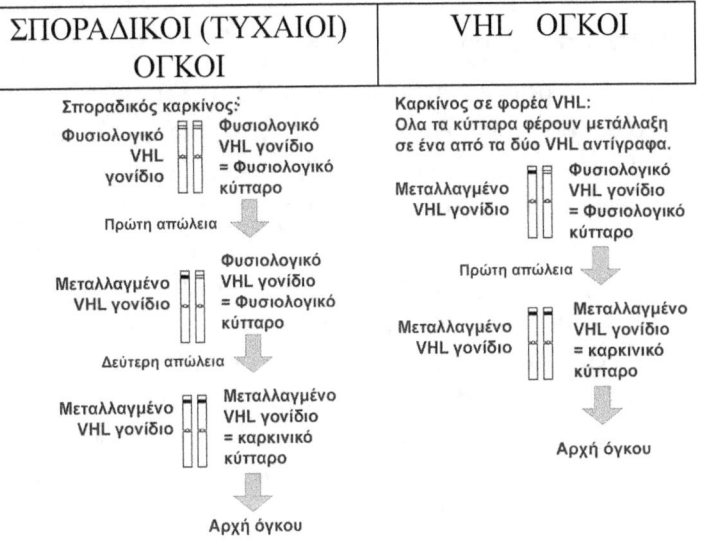

Εικονα 11. Διαδικασία που οδηγεί στον σχηματισμό όγκου. Το VHL γονίδιο είναι ογκοκατασταλτικό. Για να δημιουργηθεί ενας VHL ογκοσ θα πρετει καί οι δύο αλληλουχίες του VHL γονιδίου που υπάρχουν σε ένα κύτταρο (μία απο τον πατέρα και μία απο την μητέρα) να υποστούν μετάλλαξη ή να αδρανοποιηθούν μέσω ενός άλλου μηχανισμού. Οι ασθενείς με νόσο VHL φέρουν ήδη ένα απενεγροποιημένο γονίδιο σε όλα τα κύτταρα του σώματος, κατά συνέπεια χρειάζεται να επενεργοποιηθεί ένα μόνο επιπλέον γονίδιο για να δημιουργηθεί όγκος.

Αυτές οι μεταλλάξεις του VHL γονιδίου, μπορούν τώρα να προσδιοριστούν στους περισσότερους ανθρώπους με VHL. Η μετάλλαξη είναι πάντα η ίδια στα μέλη της ίδιας οικογένειας. Αντιθέτως η συγεκριμένη μετάλλαξη του γονιδίου μπορεί να διαφέρει από οικογένεια σε οικογένεια με VHL. Περισσότερες από 1548 μεμονωμένες μεταλλάξεις έχουν περίπου περιγραφεί στην ιατρική βιβλιογραφία. Υπάρχει στατιστικά σημαντική συσχέτιση μεταξύ του είδους της μετάλλαξης και της πιθανότητας εμφάνισης φαιοχρωμοκυττώματος, ή του βαθμού επιθετικότητας των παγκρεατικών NETs. Ερευνητές μελετούν άλλες μεταλλάξεις που μπορεί να είναι υπεύθυνες για άλλες πτυχές του VHL.

Στις περισσότερες περιπτώσεις η μετάλλαξη στο VHL γονίδιο συνέβη πολύ καιρό πριν και η αρχική μετάλλαξη πέρασε μέσα από πολλές γενιές στην οικογένεια. Εχει τεκμηριωθεί οτι η ύπαρξη νόσου του VHL στην περιοχή Black Forest της Γερμανία ή στην Πενσυλβανία των ΗΠΑ μπορει να χρονολογηθεί στις αρχές του 1600. Υπάρχουν κάποιοι άνθρωποι ωστόσο, γύρω στο 20% , που είναι οι πρώτοι στην οικογένεια τους που παρουσιάζουν αυτή την μετάλλαξη. Χωρίς γονείς που να έχουν την μετάλλαξη αυτοί οι άνθρωποι είναι << οι καινούργιοι >> για πρώτη φορά λοιπόν ασθενείς, χωρίς οικογενειακό προηγούμενο. Η νέα μετάλλαξη προκλήθηκε από την αλλαγή γονιδίου ενός σπέρματος του πατέρα ή ενός ωαρίου της μητέρας, ή στα πρώτα στάδιο της εμβρυακής διαίρεσης. Αυτή η μετάλλαξη ωστόσο μπορεί να περάσει στους απογόνους αυτού του ατόμου και για αυτό τον λόγο χρειάζεται παρακολούθηση και η οικογένεια του. Δεν έχουμε ακόμη στατιστικά δεδομένα για το ποσοστό των νέων μεταλλάξεων.

Πρόοδος προς την θεραπεία

Είναι τώρα πιθανόν να γίνονται ειδικοί έλεγχοι που καλούνται DNA, στις περισσότερες οικογένειες προκειμένου να διευκρινισθεί εαν έχουν ή δεν έχουν το μεταλλαγμένο γονίδιο. Αν δεν έχετε το μεταλλαγμένο γονίδιο δεν μπορείτε να το περάσετε στα παιδιά σας και δεν χρειάζεται να κάνετε περαιτέρω σχετικές εξετάσεις. Οι άνθρωποι που δεν έχουν το γονίδιο δεν χρειάζεται να ανησυχούν περαιτέρω. Οι έλεγχοι DNA μπορεί τώρα να γίνουν πιο οικονομικοί και πιο ακριβείς και να βρεθεί το γονίδιο στις περισσότερες οικογένειες που υπάρχει.

Όταν αναγνωρισθεί το γονίδιο αυξάνεται και η ελπίδα θεραπείας ή τουλάχιστον της καλύτερης διαχείρισης του VHL. Ήδη το 2012 έγιναν άλματα στην καλύτερη διάγνωση και θεραπεία του VHL. Οι επιστήμονες και οι φαρμακευτικές εταιρείες δουλεύουν για να βρουν ένα φάρμακο που να περιορίζει την ανάπτυξη των όγκων. Επίσης φάρμακα έχουν μπει σε κλινικές δοκιμές και σχετικές ανακοινώσεις έχουν ήδη σταλεί στο VHL FAMILY FORUM στην ιστοσελίδα, VHL.ORG.

<<Η κατανόηση της καρκινογένεσης στον άνθρωπο μπορει να βοηθηθεί σημαντικά απο την κατανόηση της λειτουργίας του γονιδίου που περιορίζει τους όγκους και το οποίο χάνει την λειτουργικότητα του όταν υπάρχει προδιάθεση για καρκίνο >>.

Ο αριθμός των χειρουργείων για να αντιμετωπίσουμε την νόσο του VHL θα μπορούσε να ελαχιστοποιηθεί αν υπήρχαν φαρμακολογικοί τρόποι που να αναγκάζουν τους VHL όγκους να παραμένουν μικροί ή να συρικνώνονται. Στο μεταξύ η καλύτερη άμυνα είναι << η έγκαιρη και πρώιμη ανίχνευση και η κατάλληλη θεραπεία>>. Θυμηθείτε ότι η τεράστια βελτίωση της επιβίωσης αυτή την στιγμή και για τον καρκίνο του προστάτη και του στήθους έχει επιτευχθεί με τον ίδιο τρόπο.

Νέα έρευνα δείχνει ότι το γονίδιο του VHL παίζει καθοριστικό ρόλο στο σύστημα σηματοδότησης που δείχνει στο κύτταρο πόσο οξυγόνο είναι διαθέσιμο σε αυτό. Όταν λείπει η VHL πρωτεΐνη το κύτταρο πιστεύει, ακόμη και όταν δεν είναι αλήθεια, ότι λιμοκτονεί για οξυγόνο. Ο οξυγονομετρητής έχει χαλάσει. Τα κύτταρα στέλνουν απελπισμένα σήματα στους περιβάλλοντες ιστούς, << Βοήθεια!! Χρειάζομαι περισσότερο οξυγόνο>> τα κοντινά αγγεία ανταποκρίνονται χτίζοντας τριχοειδή αγγεία προς το ελαττωματικό κύτταρο για να δώσουν περισσότερο αίμα και να φέρουν οξυγόνο. Αυτή η αντίδραση δημιουργεί μια μάζα αγγείων. Κατά συνέπεια οι όγκοι του VHL μοιάζουν να είναι μια απάντηση αυτοπροστασίας που πήγε στραβά.

Αν κατανοήσουμε σε βάθος την φυσιολογικής λειτουργία της VHL πρωτεΐνης, θα έχουμε μεγαλύτερες δυνατότητες να βρούμε θεραπεία που θα επιδιορθώσει ή θα αντικαταστήσει την λειτουργία της και θα συγκρατήσει την αύξηση των όγκων.

Το 1993, όταν πρωτο-ανακαλύφθηκε το γονίδιο του VHL, η πρώτη περιγραφή που δίνεται είναι όπως κάτωθι:

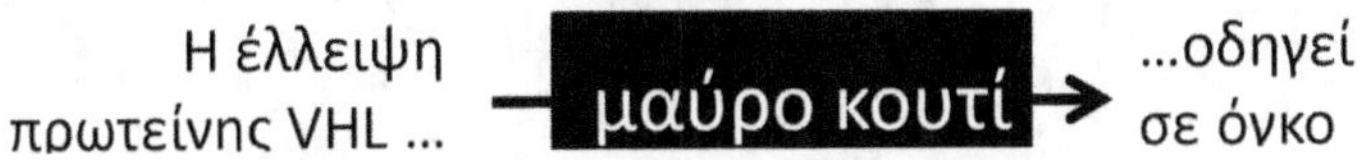

Η έλλειψη πρωτείνης VHL ... | μαύρο κουτί | →...οδηγεί σε όνκο

Εικόνα 12. Το 1993, το μόνο που ξέραμε για την πρωτείνη VHL ήταν ότι η παρουσία της ήταν καθοριστική για την φυσιολογική λειτουργία του κυττάρου. Όταν η πρωτείνη εκλείπει η ικανότητα της να ελέγχει τον ρυθμό ανάπτυξης και αναδιπλασιασμού του κυττάρου χάνεται και το κύτταρο πολλαπλασιάζεται ανεξέλεγκτα.

Σιγά σιγά οι επιστήμονες έχουν αποκαλύψει περισσότερα σχετικά με την λειτουργία της VHL πρωτείνης (pVHL) στο κύτταρο και έχουν βρει περισσότερους <<στόχους για την δημιουργία φαρμάκων>>.

Για να επιτελέσει την λειτουργία της η pVHL συνδυάζεται με άλλες πρωτείνες στο κύτταρο. Η pVHL με μεταλλάξεις παρουσιάζει μειωμένη δυνατότητα να σχηματίσει συνδέσεις με αυτές τις συγκεκριμένες πρωτείνες, ανάλογα με την συγκεκριμένη μετάλλαξη. Έχουμε μάθει πολλά για τις λειτουργίες της pVHL μελετώντας την σχέση μεταξύ γενοτύπων (το μέρος όπου η μετάλλαξη λαμβάνει χώρα στο γονίδιο) και των φαινότυπων (το σετ των συμπτωμάτων που βιώνει το άτομο).

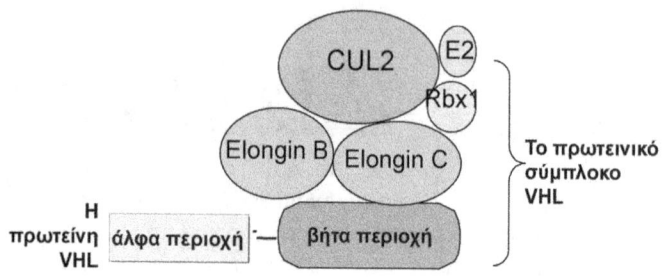

Εικόνα 13. Το VHL Σύμπλοκο. Η πρωτείνη pVHL ενώνεται με τις πρωτείνες Elongins B, C και την πρωτείνη CUL2 και όλες μαζύ φτιάχουν ένα σύμπλοκο που έχει σαν λειτουργία να αναγνωρίζει και να καταστρέφει συγκεκριμένεσ πρωτείνες στόχους μέσα στο κύτταρο, κάτι σαν διακόπτης δηλαδή που γυρίζει στο "off" συγκεκριμένες πρωτείνες του κυττάρου. Αυτό το σύμπλοκο ρυθμίζει τα επίπεδα τουλάχιστον 17 άλλων πρωτεινών μέσα στο κύτταρο. Οταν το σύμπλοκο αυτό δεν λειτουργεί (γιατι έχει πάθει μετάλλαξη για παράδειγμα η πρωτείνη pVHL) κάποιες πρωτείνες ΔΕΝ καταστρέφονται και άρα υπερπαράγονται, με αποτέλεσμα το κύτταρο να γίνεται καρκινικό. Η περιοχές ΑΛΦΑ και ΒΗΤΑ της πρωτείνη pVHL είναι ουσιαστικά πλατφόρμες πανω στις οποίες δένουν οι άλλες πρωτείνες του συμπλόκου. Οταν η πρωτείνη pVHL παθαίνει μετάλλαξη τότε το σύμπλοκο δεν λειτουργεί πιά. Πηγή: U.S. National Cancer Institute, Science. 269:1995, PNAS 94:1997.

Οι ερευνητές έχουν προσδιορίσει 4 κατηγορίες της νόσου VHL, οι οποίες είναι χρήσιμες στο να προβλέψουν τον κίνδυνο εμφάνισης συγεκριμένων εκδηλώσεων (όγκων) του VHL κατά κατηγορία. Οι κατηγορίες αυτές δεν είναι απόλυτες. Συνεχίζουμε να συστήνουμε απεικονίσεις για όλους τους όγκους του VHL ανεξάρτητα απο την κατηγορία που ανήκει το άτομο με VHL. Είναι λογικό η συχνότητα και το είδος των εξετάσεων να επηρεάζονται απο την κατηγορία που κατατάσεται το άτομο με VHL.

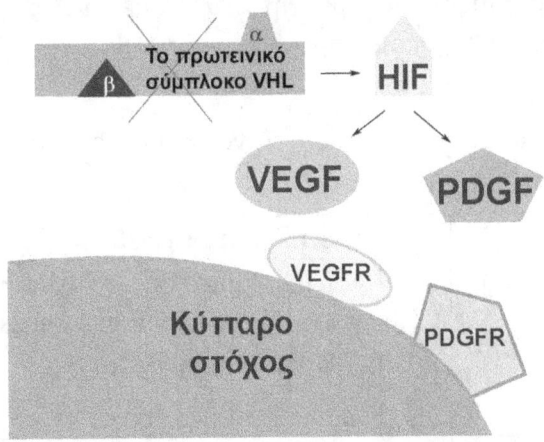

Εικόνα 14. Βιοχημικές οδοί στο κύτταρο. Αν το σύμπλοκο της pVHL πρωτείνης δεν λειτουργεί τότε τα επίπεδα του Επαγόμενου Παράγοντα Υποξίας (HIF) ανεβαίνουν, με αποτέλεσμα να υπερπαράγουν τροφικούς παράγοντες όπως ο VEGF, ο PDGF κλπ. Αυτοί οι τροφικοί παράγοντες στέλνουν μεταβιβαστικά σήματα που έχουν σαν αποτέλεσμα την αύξηση και την αναπαραγωγή του κυττάρου. Τα μεταβιβαστικά σήματα αυτά διεγείρουν τους αντίστοιχους υποδοχείς. Σήμερα υπάρχουν φάρμακα που στοχεύουν στην ελ´άτωση αυτων των τροφικών παραγόντων, την αδρανοποιήση τους καθ' οδόν προς τους υποδοχείς ή την αναστολή τησ διέγερσης των υποδοχέων. Πηγή: W. G. Kaelin, Jr., Dana-Farber Cancer Research Institute, Clin Cancer Res *2004 Sep 15;10(18 P 2):6290S-5S.*

Καθώς περνά ο καιρός και οι οικογένειες με VHL ζουν περισσότερο μπορεί να εμφανιστούν όγκοι σε μία οικογένεια που δεν είχε ιστορικό τέτοιων όγκων. Μια οικογένεια στην Γαλλία με 50 άτομα, σε 4 γενιές, δεν είχε παρουσιάσει ποτέ φαιοχρωμοκύττωμα και πίστευε ότι ήταν τύπος 1, τελευταίως όμως έχουν δημιουργηθεί φαιοχρωμοκυττώματα σε 2 κλαδιά αυτής της ίδιας οικογένειας. Επίσης πολυάριθμες οικογένειες που υποτίθεται ότι είναι τύπος 2^A έχουν βρεθεί για πρώτη

71

φορά με καρκίνο του νεφρού. Αυτές οι διευκρινίσεις είναι χρήσιμες στους ερευνητές, αλλά μέχρι τώρα έχουν περιορισμένη χρησιμότητα στις κλινικές.

Πίνακας 2: γενότυπου-φαινότυπου ταξινομήσεις σε οικογένειες με VHL

	Clinical characteristics
Type 1	Retinal hemangioblastomas CNS hemangioblastomas Renal cell carcinoma Pancreatic tumos and cysts
Type 2a	Pheochromocytoma Retinal hemagioblastomas CNS hemagioblastomas
Type 2b	Pheochromocytoma Retinal hemagioblastomas CNS hemagioblastomas Renal cell carcinomas Pancreatic tumos and cysts
Type 2c	Pheochromocytoma only

Υπάρχουν όγκοι των ενδολυμφατικών σάκων και κυσταδενώματα της επιδιδυμίδας και της ευρείας συνδέσεως που δεν έχουν ορισθεί από τους τύπους του VHL.

Πολλά έχουμε μάθει σχετικά με την pVHL από μελέτες άλλων ασθενειών της ίδιας γενικής ομάδας, όπως είναι άλλες γενετικές ανωμαλίες που οδηγούν

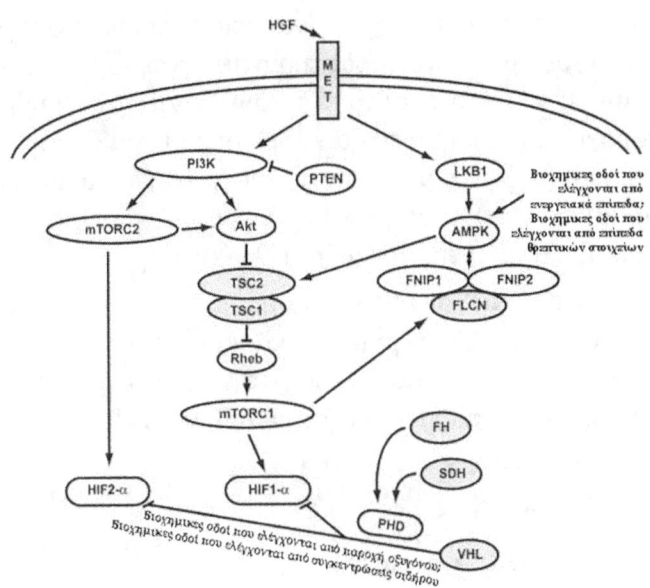

Εικόνα 15. Το γενετικό υπόστρωμα του καρκίνου του νεφρού. Το διάγραμμα δείχνει τις διαταραχές που οδηγούν σε καρκίνο το νεφρού. Σε αυτόν τον χάρτη κανείς μπορεί να βρει όλα τα γονίδια των οποίων η διαταραχή μπορεί να οδηγήσει στις επτά γνωστές γενετικές νόσους που συνδέονται με τον καρκίνο του νεφρού: VHL, FH (υπεύθυνο γιά HLRCC), FLCN (υπεύθυνο γιά BHD), TSC1 & 2 (υπεύθυνο γιά TS), MET (υπεύθυνο γιά HPRCC) and SDH (fυπεύθυνο γιά SDHB& D). Από το άρθρο *Linehan et al, "The genetic basis of kidney cancer: a metabolic disease,"* Nat Rev Urol *2010 May;7(5):277-85.*

σε φαιοχρωμοκύττωμα ή καρκίνο του νεφρού. Στην πραγματικότητα το σώμα είναι ένα ευαίσθητο σύστημα με αισθητήρες, ελέγχους και συστήματα μνήμης. Περισσότερα από ένα μονοπάτια παρέχονται για να σιγουρέψουν την βασική του λειτουργία και την αξιοπιστία της. Το VHL μπορεί να είναι ένα μονοπάτι αλλά υπάρχει συνήθως και δεύτερο και τρίτο μονοπάτι σαν αρχείο ασφαλείας.

Οι περισσότεροι έλεγχοι είναι επίσης πολυλειτουργικοί και δεν έχουν μόνο ένα χαρακτηριστικό γνώρισμα. Μπορεί να έχουν την δυνατότητα να ελέγχουν ένα μεγάλο αριθμό λειτουργιών. Για παράδειγμα γνωρίζουμε τώρα ότι το pVHL επηρεάζει όχι μόνο την αγγειογένεση αλλά παίζει ρόλο και στην ανίχνευση του οξυγόνου, του σιδήρου και του μεταβολισμού της γλυκόζης (γλυκόλυσης).

Το 2012 υπάρχουν 6 νέα φάρμακα που έχουν εγκριθεί για την θεραπεία προχωρημένου καρκίνου του νεφρού, βασιζόμενα σε ένα μεγάλο μέρος στην έρευνα του VHL γονιδίου, και της παραγόμενης πρωτείνης pVHL:

- Bevacuzumab (avastin)
- Sunitinib (sutent)
- Sorafenib (nexavar)
- Everolimus (afinitor)
- Temsirolimus (torisel)
- Pazopanib (votrient)

Προς το παρόν έχουν γίνει περιορισμένες δοκιμές αυτών των φαρμάκων σε ασθενείς με νόσο του VHL. Μέχρι τώρα οι όγκοι των νεφρών και του παγκρέατος έδειξαν μικρή ανταπόκριση σε αυτά τα φάρμακα, ενώ οι όγκοι στον εγκέφαλο και στον νωτιαίο μυελό (αιμαγγειοβλαστόματα) δεν έδειξαν σχεδόν καθόλου ανταπόκριση. Το 2012 η δοκιμή του pazopanib στο VHL, είναι μόνο η αρχή. Πολλά φάρμακα θα έρθουν στην αγορά που θα στοχεύουν διαφορετικά σήματα μεταβίβασης, ή θα εμποδίζουν την παραγωγή μιας πρωτείνης ή θα παρεμποδίζουν την ικανότητα του λήπτη (υποδοχέα) να λάβει το σήμα. Αυτά τα φάρμακα αναπτύσσονται περαιτέρω και αναμένεται τις επόμενες γενιές να είναι πιο εξειδικευμένα (δηλαδή να πηγαίνουν απευθείας στο σωστό σημείο και να κάνουν πιο αποτελεσματική εργασία) και να έχουν λιγότερες αντενδείξεις. Ίσως κάποια μέρα να μπορεί να αντικατασταθεί η pVHL, χημικά. Η γονιδιακή θεραπεία, η νανοτεχνολογία ή τα βλαστοκύτταρα μπορούν να επιτρέψουν στο μέλλον την αντικατάσταση ή την διόρθωση της γενετικής πληροφορίας. Προς το παρό όμως αυτές οι τεχνολογίες είναι ακόμη σε βρεφικό στάδιο.

Προωθωντας την ερευνα και τις κλινικες δοκιμες

Εσείς και η οικογενειά σας μπορείτε να βοηθήσετε να προχωρήσουν οι έρευνες του VHL, συμβάλλοντας με δείγματα αίματος ή ιστού σε τοπικές μελέτες. Δείτε στο vhl.org/bank information about tissue banking. Για παράδειγμα γίνονται προσπάθειες να προσδιορισθουν BIOMARKERS (βιοδείκτες). Αυτοί βρίσκονται στο αίμα ή στα ούρα και μπορούν να προσδιορίσουν το επίπεδο της δράσης των όγκων χωρίς ακριβές απεικονίσεις. Για να βρεθούν τέτοιοι βιοδείκτες οι μελετητές θέλουν ούρα ή αίμα απο έναν μεγάλο αριθμό ανθρώπων με VHL. Παρακαλούμαι βοηθήστε τους όπου κι αν βρίσκεσθε.

Ο ιστός των όγκων είναι απαραίτητος για να δοκιμαστούν νέες θεραπευτικές δυνατότητες στο εργαστήριο και ενδεχομένως για να καθορίσει εάν ο συγκεκριμένος άρρωστος είναι ένας καλός υποψήφιος για κλινική μελέτη. Οταν προγραμματίζεται ένα χειρουργείο καλέστε την VHL ΤΡΑΠΕΖΑ ΙΣΤΩΝ και εγγραφείτε για να δωρίσετε ιστό όταν αφαιρεθεί. Η τράπεζα θα κανονίσει να παραλάβει τον ιστό απο τον χειρουργό σας. Κανονικά πρέπει αυτός ο ιστός να συντηρηθεί με άμεση και κατάλληλη ψύξη αμέσως μετά την αφαίρεση του.

Όταν ανακοινωθεί μία κλινική μελέτη παρακαλούμε να διαβάζετε την ανακοίνωση προσεκτικά ώστε να καταλάβετε αν το φάρμακο είναι το κατάλληλο για εσάς. Σας παρακαλούμε να συμμετέχετε στις δοκιμές που είναι

75

κατάλληλες για εσάς. Ο στόχος σας πρέπει να είναι μια καλύτερη τωρινή αλλά και μελλοντική υγεία.

Τα νέα από τις πιο πρόσφατες έρευνες μεταφέρονται στο VHL FAMILY FORUM. Η VHL FAMILY ALLIANCE, δουλεύει για να ενθαρρύνει την έρευνα του VHL, μέσα απο αρχεία ιστών και για να προωθήσει την έρευνα του καρκίνου με συγεκριμένο πρόγραμμα επιχορηγήσεων.

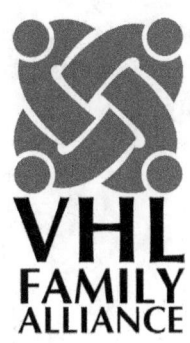

VHL
FAMILY
ALLIANCE

ΤΟΜΕΑΣ 4 -
Ζώντας καλά έχοντας VHL

Δεν υπάρχει ένα μαγικό χάπι – ακόμη!!- που θα κάνει το VHL, να φύγει μακριά, έτσι συνεχίζει να είναι μια πρόκληση ζωής. Είναι κάτι λιγότερο απαιτητικό πχ όπως ο διαβήτης, δεν χρειάζεται να ελέγχεις το ζάχαρο στο αίμα αρκετές φορές μέσα στην ημέρα ή να σου αλλάξει την δίαιτα, αλλά οπωσδήποτε χρειάζεται να διατηρήσετε το σωστό επίπεδο προσοχής όσο αφορά τις απεικονίσεις, κρατώντας το νού σας, και το πνεύμα σας ισχυρό, και κρατώντας αμείωτη την προσοχή σας σε όλη σας την ζωή.

Είναι σημαντικό να διατηρείται μια καλή φυσική κατάσταση σε γενικό επίπεδο. Αν διατηρείτε μια γενικά καλή υγεία, τότε οι προκλήσεις του VHL, θα είναι ευκολότερο να αντιμετωπισθούν. Να τρέφεστε σωστά, να μην καπνίζετε, να γυμνάζεστε, να οδηγείτε προσεχτικά, και να μην κρύβεστε πίσω από ναρκωτικά ή αλκοόλ. Προτιμητέο να τρώτε λιγότερο κόκκινο κρέας, να προτιμάτε μια δίαιτα που να βασίζεται πάνω σε πηγές λαχανικών. Να προσέχετε ώστε να ακολουθείτε τις λεπτομέρειες που περιέχουν αντικαρκινικά στοιχεία ώστε να ενισχύετε την άμυνα του οργανισμού σας ενάντια στις δυνάμεις που προωθούν τον καρκίνο κάνοντας τα γονίδια ανενεργά. Αυτή η περιοχή έρευνας έχει μελετηθεί πολύ από κοντά, πληροφορίες έρχονται στο φως συνεχώς, ιδίως από το Αμερικανικό Ινστιτούτο για την έρευνα του καρκίνου, και από το παγκόσμιο ερευνητικό κεφάλαιο για τον Καρκίνο, καθώς και το Χάρβαρντ, σχολείο δημόσιας υγείας.

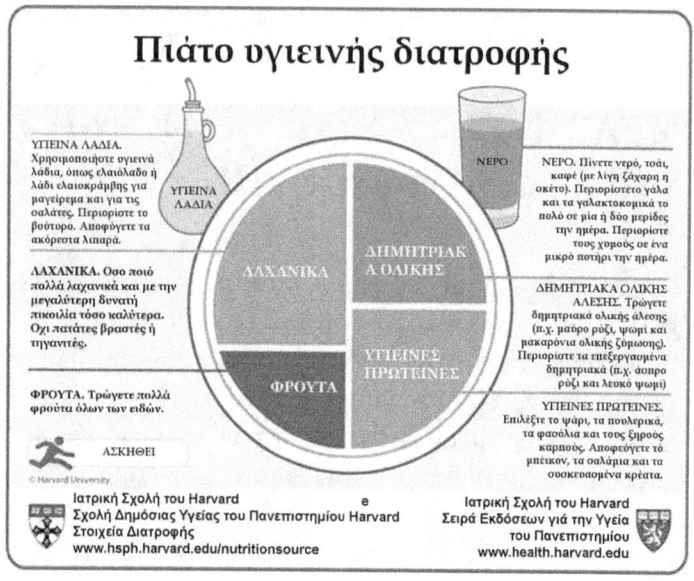

Εικόνα 16. Πιάτο υγιεινής διατροφής. Πηγη Willett et al., Harvard School of Public Health, 2011.

Ένας απο τους γνωστούς παράγοντες κινδύνου για όλες τις ιατρικές περιπτώσεις είναι το κάπνισμα. Μελέτες πάνω στους όγκους του νεφρού στο γενικό πληθυσμό δείχνουν ότι οι ασθενείς που καπνίζουν, κυρίως οι άνδρες, έχουν περισσότερους όγκους απο αυτούς που δεν καπνίζουν, και οι όγκοι τους μεγαλώνουν περισσότερο. Επίσης οι άνθρωποι που καπνίζουν έχουν περισσότερες επιπλοκές μετά την εγχείρηση.

Δεν υπάρχει κάποια ένδειξη που να δείχνει ότι οι ασθενείς με VHL, πρέπει να περιορίσουν τις αθλητικές τους δραστηριότητες, εκτός των περιόδων που ακολουθούν θεραπείες. Συγκεκριμένοι καρκίνοι όπως του εγκεφάλου, του νωτιαίου μυελού, και των οφθαλμών μπορεί να χειροτερέψουν με την μεγάλη πίεση των ασκήσεων, όπως, άρση αρκετών κιλών, πάνω από 200 λίβρες, έτσι ώστε οι φλέβες στο μέτωπο να προεξέχουν, αυξάνοντας τους παλμούς της καρδιάς πάνω από το συστινώμενο όριο, ή ακολουθώντας το δυσκολότερο σενάριο στον τοκετό. Δείτε το με τον γιατρό σας ώστε να καθορίσετε την δική σας αντοχή στις ασκήσεις. Η μετριοπαθής άσκηση ωστόσο είναι ευεργετική για όλους.

Συνοψίζοντας: τρώτε έξυπνα, κινηθείτε περισσότερο. Τα τρία κλειδιά της επιτυχίας όπως συνιστώνται και απο τα προαναφερθέντα ιδρύματα (AICR & WCRF) είναι τα εξής:

1. προσπαθήστε να έχετε μια διατροφή βασισμένη σε φυτικές πηγές παρά σε ζωικές.

2. περιορίστε τα κόκκινα κρέατα, και τα επεξεργασμένα (λουκάνικα, bacon κλπ)

3. διατηρηθείτε σε κινητικότητα κάνοντας κάτι κάθε μέρα. Μην παίρνετε βάρος, φάτε υγιεινά και διατηρήστε ένα υγιές σώμα με το κανονικό βάρος.

Επιπρόσθετα, η έρευνα έδειξε ότι πάνω από το 1/3 του πληθυσμού στην Ην.Πολιτείες και σε άλλες χώρες έχει λιγότερη βιταμίνη D, απο όση χρειάζεται. Η βιταμίνη D είναι σημαντική στο να έχουμε ένα ισχυρό αμυντικό σύστημα και υγή οστά. Οι άνθρωποι με μειωμένη λειτουργία των νεφρών είναι επιρρεπής στο να έχουν έλλειψη στην βιταμίνη αυτή. Ενώ τα σώματα μας φτιάχνουν βιταμίνη D όταν εκτίθενται στον ήλιο, εμείς συνήθως είμαστε περισσότερο κλεισμένοι μέσα από ότι παλαιοτέρα. Τα προβλήματα στα νεφρά και στο πάγκρεας έχουν σχέση με την απορρόφηση της. Υπάρχει ένα απλό τεστ για τη βιταμίνη που πολύ γιατροί το έχουν συμπεριλάβει στις εξετάσεις ρουτίνας. Ρωτήστε ποια είναι τα επίπεδα της βιταμίνης και πάρτε D3, συμπληρώματα ώστε να ανεβάσετε τα επίπεδα (60-70 προτιμούνται).

<< ένας απο τους σημαντικούς τομείς της ιατρικής έρευνας τα τελευταία 50 χρόνια είναι η έρευνα που δείχνει πόσο δυναμικά επηρεάζεται η υγεία μας από το τι τρωμε.

Γνωρίζοντας το τι φαγητά να φαμε και σε τι ποσότητες είναι πολύ βασικό και καθοριστικό για την υγεία μας. Το βασισμένο σε στοιχεία, πιάτο υγείας (σχέδιο όπως φαίνεται πιο πάνω), δείχνει με πάρα πολύ εύκολο στην κατανόηση του τρόπο το τρόπο που μπορούμε να το επιτύχουμε αυτό>>.

Antony Kommaroff, Prof.of Harvard Medical School.

Υπάρχει όλο και περισσότερη συσσώρευση στοιχείων μια παρατεταμένη φλεγμονή έχει σαφή επίπτωση σε ασθένειες όπως ο καρκίνος, η νόσος του Alzheimer's και οι καρδιακές ασθένειες. Ο δρ.Weil συνιστά μια δίαιτα πλούσια σε ΩΜΕΓΑ 3 λιπαρά, όπως αβοκάντο, φουντούκια, λιναρόσπορο και ψάρια.

Το VHL είναι μια χρόνια ασθένεια και μια πρόκληση ζωής. Μπορεί να μην επηρεάζει την ζωή σας σε καθημερινή βάση, αλλά μπορεί να έρχεται περιοδικά στο προσκήνιο της και να απαιτεί την προσοχή σας. Αν συνεργάζεστε με την ιατρική ομάδα σας ώστε να κάνετε τις απεικονίσεις σας σε κανονική βάση θα διατηρήσετε μεγαλύτερο έλεγχο της κατάστασης και για περισσότερο διάστημα και θα μπορέσετε να χειριστείτε καλύτερα αυτά τα διαλείμματα στην ζωή σας. Το βασικό θα μειώσετε την ανησυχία της αβεβαιότητας που σας προκαλεί η άγνοια, που είναι πολύ βασικό.

Το υγιεινο Πιατο

Το υγιεινό πιάτο όπως μας έχει δοθεί από το Harvard medical School, ενσωματώνει νέα γνώση σχετικά με την διατροφή και την πρόληψη του καρκίνου. Το υγιεινό πιάτο βασίζεται στην προϋπόθεση της καθημερινής άσκησης και του καθημερινού ελέγχου βάρους. Γιατί; Γιατί αυτά τα δύο στοιχεία είναι ισχυρές προϋποθέσεις στο να παραμείνετε υγιής. Επίσης επηρεάζουν το πως θα φάτε και επομένως πως θα επηρεαστείτε από το φαγητό σας.. Τα υπόλοιπα κομμάτια που χτίζουν το ΥΓΙΕΙΝΟ ΠΙΑΤΟ περιλαμβάνουν:

Ολικής αλέσεως φαγητά (στα περισσότερα γεύματα). Το σώμα χρειάζεται υδατάνθρακες κυρίως για ενέργεια. Η καλύτερη πηγή υδατανθράκων είναι τα προϊόντα ολικής αλέσεως, η βρώμη, το μαύρο ψωμί και ρύζι. Συνδυάζουν χαμηλές θερμίδες με υψηλή απόδοση ενέργειας. Το σώμα δεν μπορεί να χωνέψει και να απορροφήσει αμέσως την ενέργεια από τα προϊόντα ολικής αλέσεως όπως κάνει με τους άλλους υδατάνθρακες όπως λευκό αλεύρι πχ.αυτό θα έκανε ζάχαρο στο αίμα να ανέβει και να πέσει απότομα. Η καλύτερη ρύθμιση του ζαχάρου του αίματος και της ινσουλίνης στο αίμα βοηθά την μείωση της πείνας και προστατεύει από τον διαβήτη τύπου 2.

Φυτικά έλαια. Το μπουκάλι με το λάδι δίπλα στο υγιεινό πιάτο δείχνει την σημασία των φυτικών λιπαρών. Σημειώστε ότι κυρίως αναφέρεται στα φυτικά έλαια και όχι σε όλους τους τύπους λιπαρών. Οι καλές πηγές των υγιεινών ακόρεστων λιπαρών περιλαμβάνουν extra παρθένο ελαιόλαδο, άλλα φυτικά έλαια όπως επίσης ψάρια σαν τον σολομό με πλούσια λιπαρά. Αυτά είναι υγιή λιπαρά που όχι μόνο βελτιώνουν την χοληστερίνη (όταν αντικαθιστούν τους επεξεργασμένους υδατάνθρακες) αλλά προστατεύουν και την καρδιά από προβλήματα υψηλής πιέσεως. Περιορίζουμε επίσης το βούτυρο και τα επεξεργασμένα λιπαρά).

Λαχανικά (σε αφθονία). μια δίαιτα πλούσια σε φρούτα και λαχανικά μπορεί να μειώσει τις πιθανότητες καρδιακής προσβολής ή εγκεφαλικού, να προστατέψει από πολλούς καρκίνους, να μειώσει την πίεση του αίματος, να μειώσει τις εντερικές εγκολπώσεις, να προφυλάξει ενάντια στο καταρράκτη και τον γενετικό εκφυλισμό. Προσθέστε ποικιλία και ευχαριστείστε τον ουρανίσκο σας. Περιορίστε την λήψη πατατών που έχουν το ίδιο αποτέλεσμα στην αύξηση και την απορρόφηση γλυκόζης στο αίμα όπως το λευκό αλεύρι και τα γλυκά.

Φρούτα (2-3 καθημερινά). Διαλέξτε μια μεγάλη ποικιλία φρούτων κάθε μέρα, φρέσκα ή κατεψυγμένα ανάλογα με την εποχή, οργανικά αν είναι δυνατόν.

Υγιεινές πρωτείνες Διαλέξτε ψάρι, πουλερικά, φασόλια ή καρύδια, που έχουν χρήσιμα συστατικά. Η χρήση ψαριών μπορεί να μειώσει τον κίνδυνο καρδιακών ασθενειών. Κοτόπουλα και γαλοπούλες είναι επίσης καλές πηγές πρωτεϊνών και μπορεί να είναι χαμηλού περιεχομένου σε κορεσμένα λίπη. Περιορίστε το κόκκινο κρέας και αποφύγετε τα επεξεργασμένα κρέατα, διότι τρώγοντας καθημερινά από αυτά αυξάνεται τις πιθανότητες καρδιακών παθήσεων και διαβήτη τύπου 2, καρκίνου του εντέρου και αυξάνετε το βάρος σας. Τα αυγά τα οποία θεωρούνται ότι αυξάνουν πολύ τα επίπεδα χοληστερίνης δεν είναι τόσο κακά όσο παρουσιάζονται. Στην πραγματικότητα είναι πολύ καλύτερα για πρωινό από ένα donat ή μια μπαγκέτα ψωμί από λευκό αλεύρι.

Οι ξηροί καρποί και τα όσπρια είναι εξαιρετικές πηγές πρωτεϊνών, φυτικών ινών, βιταμινών και ιχνοστοιχείων. Τα όσπρια συμπεριλαμβανομένων και των μαυρομάτικων φασολιών καθώς και των υπολοίπων φασολιών και οσπρίων που είναι συνήθως αποξηραμένα. Πολλά είδη ξηρών καρπών περιέχουν χρήσιμα λιπαρά, και κάποιες ποικιλίες, (μύγδαλα, καρύδια, φουντούκια, φιστίκια) έχουν πάνω τους την ετικέτα, κάνουν καλό στην καρδιά σας.

Νερό, χυμοί και γαλακτοκομικά. Πίνετε νερό, τσάι ή καφέ (με λίγη ή και καθόλου ζάχαρη). Το γάλα με μέτρο και όλα τα γαλακτοκομικά (1-2 γεύματα την ημέρα το πολύ) και χυμούς (1 μικρό ποτήρι καθημερινά) και καθόλου γλυκά ποτά. Για να χτίσετε γερά τα κόκαλα σας και να κρατηθείτε γεροί, θέλει ασβέστιο, βιταμίνη D, άσκηση και πολλά άλλα. Τα γαλακτοκομικά είναι παραδοσιακά η βασική πηγή ασβεστίου. Υπάρχει όμως πολύ λίπος στο τυρί και στο γάλα με όλα τα λιπαρά. 3 ποτήρια για παράδειγμα γάλακτος με όλα τα λιπαρά περιέχουν τόσα λιπαρά όσο 13 σειρές μπέικον. Αν σας αρέσουν ωστόσο τα γαλακτοκομικά μείνετε σε αυτά με τα χαμηλότερα λιπαρά. Αν δεν τα προτιμάτε πάρτε ασβέστιο.

Πολυβιταμίνες. Μια πολυβιταμίνη καθημερινά με μέταλλα δίνει ένα καλό γέμισμα στον οργανισμό. Δεν αντικαθιστάται ωστόσο η υγιεινή διατροφή με τις πολυβιταμίνες ή δεν αντιστρέφουν την ανθυγιεινή διατροφή, απλά γεμίζουν μερικά κενά που δεν μπορεί να γεμίσει ούτε η πιο σωστή διατροφή από άποψη βιταμινών και ιχνοστοιχείων.

δεν χρειάζεται να είναι η πιο ακριβή και η πιο γνωστή πολυβιταμίνη, μια πολυβιταμίνη καταστήματος, RDA-level είναι εντάξει.

Κοιτάξτε απλά να έχει την πιστοποίηση της USP ή κάποιου άλλου επίσημου οργανισμού που να τηρεί τις προϋποθέσεις των συμπληρωμάτων διατροφής.

Πίνετε αλκοόλ με σύνεση. Διάφορες μελέτες έδειξαν ότι αν πίνετε ένα αλκοολούχο ποτό καθημερινά κάνετε καλό στην καρδιά σας. Η σύνεση όμως είναι πραγματικά αναγκαία, το αλκοόλ έχει προτερήματα αλλά και κινδύνους. Για τους άνδρες καλό θα ήταν 1 με 2 ποτήρια την ημέρα αλλά για της γυναίκες προτείνεται ένα ποτό την ημέρα το πολύ.

<<απο το Harvard υγιεινή διατροφή πλάκα και συζήτηση προσαρμοστεί από Willett, Eat, Drink, and Be Healthy, Harvard School of Public Health, 2001, 2008, 2011.>>

Ζωντας με γνωση

Έχοντας μια χρόνια ασθένεια είναι μια στρεσογόνα κατάσταση. Είναι εύκολο να λέμε ότι πρέπει να σκεφτόμαστε έναν όγκο του εγκεφάλου σαν ένα τραύμα (wart), αλλά είναι εύκολο να το λες παρά να το κάνεις. Κανένας δεν μπορεί να αποφύγει το στρες εντελώς, είναι ένα βασικό μέρος της ζωής μας. Σκεφτείτε να ενσωματώσετε στην ζωή σας ένα πρόγραμμα διαχείρισης άγχους που σας ταιριάζει. Υπάρχουν αρκετά είδη – σπορ, προσευχή, διαλογισμός, yoga – δεν πειράζει τι θα κάνετε αρκεί να το κάνετε.

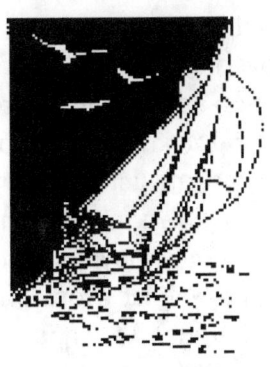

Σχέδιο 17. η τέχνη του να ζεις με επίγνωση. Όταν είμαστε ικανοί να ενεργοποιήσουμε τις εσωτερικές μας πηγές αντιμετώπισης των προβλημάτων με επιδεξιότητα, θα δούμε ότι συνήθως είμαστε ικανοί να οριοθετήσουμε τους εαυτούς μας με τέτοιο τρόπο ώστε να μπορέσουμε να χρησιμοποιήσουμε την πίεση που προκαλεί το κάθε πρόβλημα σαν ώθηση ώστε να το ξεπεράσουμε, ακριβώς όπως ένας ναύτης χρησιμοποιεί την πίεση του ανέμου με τέτοιο τρόπο ώστε να του δώσει την καλύτερη ώθηση στο πλοίο του. Δεν μπορούμε να πλέουμε κόντρα στον άνεμο, και όταν μάθουμε πως να πλοηγούμε με τον άνεμο πίσω μας, θα πηγαίνουμε με τη δύναμη του ανέμου αλλά όπου μας πηγαίνει ο άνεμος. Όταν μάθουμε όμως πως να χρησιμοποιούμε σωστά την ενέργεια του ανέμου και έχουμε υπομονή, το πιθανότερο είναι τις ποιο πολλές φορές να πηγαίνουμε εκεί που θέλουμε να πάμε χρησιμοποιώντας την δύναμη του ανέμου αντί να σπαταλάμε εμείς τεράστια αποθέματα ενέργειας. Μπορείτε ακόμη να έχετε τα πράγματα υπό έλεγχο, μπορούμε όλοι βέβαια να δεχτούμε ότι δεν μπορούμε να ελέγχουμε τον άνεμο, οι καλοί καπετάνιοι όμως μαθαίνουν να τον προβλέπουν και να τον χρησιμοποιούν για χάρη τους σεβόμενοι την δύναμη του. Θα αποφύγουν τις καταιγίδες όσο τον δυνατόν περισσότερο, μα όταν πιαστούν σε κάποια, θα ξέρουν τι να κάνουν, θα κατεβάσουν τα πανιά για να μην σχιστούν, θα ρίξουν άγκυρα, θα πετάξουν βάρη αν χρειαστεί, ώστε να ελέγχουν ότι μπορεί να ελεγχθεί και να απαλλαγούν από τα περιττά βάρη.

Αναπτύσσοντας το ταλέντο να ελέγχετε και να αντιμετωπίζετε αποτελεσματικά όλες τις καιρικές συνθήκες στην ζωή σας, κάνετε αυτό που λέμε,

Δώστε προσοχή στην διαχείριση του στρες σε μια τακτική βάση. Η επιστημονική έρευνα μας έχει δώσει τεκμηριωμένα στοιχεία που επιβεβαιώνουν τα οφέλη του καθημερινού διαλογισμού και των διαφόρων ψυχοσωματικών προσεγγίσεων για την μείωση του στρες και την συναισθηματική και ψυχική βελτίωση. Τα περισσότερα ιατρικά κέντρα έχουν προγράμματα μείωσης του στρες. Αυτές οι προσεγγίσεις έχουν ένα βαθύτερο θεραπευτικό αποτέλεσμα σε ολόκληρο το άτομο – συναισθηματικά, πνευματικά, ψυχικά, και κοινωνικά. Ρωτήστε την ιατρική σας ομάδα σχετικά με ένα τέτοιο πρόγραμμα, ή επισκεφτείτε το πιο κοντινό σας βιβλιοπωλείο ώστε να βρείτε ένα σχετικό βιβλίο που να έχει νόημα για εσάς. Μπορείτε να βρείτε κάποιο του Benson, Kabat-Zinn, Borysenko, David Burns, Albert Ellis, ή κάποιου άλλου ειδικού που τα προγράμματα μείωσης στρες έχουν χρησιμοποιηθεί και προβληθεί για τις χρόνιες ασθένειες. Η οικογένεια του VHLFA ALLIANCE περιέχει μια μεγάλη λίστα από προτεινόμενα διαβάσματα για την διαχείριση του στρες που έχουν αποδειχθεί ευεργετικά.

Η ασφαλής εκπαίδευση μπορεί να σας βοηθήσει να μειώσετε το άγχος και την ανησυχία και να βελτιώσετε την αποτελεσματικότητα σας στους χειρισμούς με γιατρούς και πολύπλοκες καταστάσεις.

Μια χρόνια ασθένεια φέρνει άγχος και στους περισσότερους γάμους. Μην διστάσετε να ζητήσετε βοήθεια ενός συμβούλου σχετικά. Δεν είστε μόνοι. Δεν είναι δικό σας το φταίξιμο. Δεν είναι τιμωρία, είναι απλά μια ασθένεια.

Οι σύζυγοι, άντρες, γυναίκες, οι γονείς και τα παιδιά θα αισθάνονται όλοι την πίεση με διαφορετικό τρόπο. Οι άνθρωποι που πάσχουν έχουν την επιβάρυνση ψυχική και σωματική καθώς και των θεραπειών και των αποτελεσμάτων τους. Είναι φυσιολογικό να περνούν απο άρνηση, και θυμό και απο όλη την γκάμα των εύθραυστων συναισθημάτων. Είναι φυσιολογικό να έχετε περισσότερες ανάγκες και να θυμώνετε αν οι οικογένεια σας δεν το αντιλαμβάνεται αυτό. Είναι σημαντικό να μιλάτε με την οικογένεια σας για το πως αισθάνεστε. Δεν τους φορτώνεστε τους δίνετε το δικαίωμα να συμμετέχουν μαζί σας σε αυτό. Είναι πολύ ποιο υποβοηθητικό αν συμμετέχουν και οι υπόλοιποι σε αυτό. Τα μέλη της οικογένειας που δεν έχουν πρόβλημα έχουν τον δικό τους φόβο, θυμό και αίσθημα ενοχής. Τα παιδιά που δεν έχουν πρόβλημα μπορεί να αισθάνονται άσχημα που τα άλλα παιδιά έχουν όλη την προσοχή. Τα παιδιά με ή χωρίς VHL σε μια οικογένεια μπορεί να έχουν φόβους που δεν έχουν ομολογήσει για τους ίδιους ή την υπόλοιποι οικογένεια που μπορεί να βγαίνουν και στις επιδόσεις τους στο σχολείο. Τα σχολεία έχουν συχνά μια κοινωνική λειτουργό ή ψυχολόγο που μπορεί να τα βοηθήσει. Στις περισσότερες περιοχές υπάρχουν ομάδες υποστήριξης για τα παιδιά των οποίων οι οικογένειες έχουν καρκίνο ή κάποια άλλη χρόνια πάθηση.

Βρίσκοντας και μόνο ότι έχετε VHL απο μόνο του είναι μια δραματική εμπειρία η οποία συνήθως φέρνει άσχημες αντιδράσεις. Είναι φυσιολογικό να αισθάνεστε θυμό, και είναι σημαντικό να δουλέψετε με αυτά τα συναισθήματα ώστε να τα αντιστρέψετε και να γίνουν εποικοδομητικά για σας και την οικογένεια σας.

Με υπομονή κατανόηση και την βοήθεια της ιατρικής σας ομάδας καθώς και τους πνευματικούς συμβούλους σας και τους φίλους σας η οικογένεια σας θα επιβιώσει σε αυτήν την πρόκληση και θα αναπτυχθεί.

Οικογενειακν στηριξη

Βοηθά να μιλάτε με κάποιον που είναι στο ίδιο ταξίδι με σας. Ενωθείτε με το οικογενειακό πρόγραμμα στήριξης όπως είναι το VHL ALLIANCE. Σηκώστε το τηλέφωνο και καλέστε μας, αν θέλετε απλά και μόνο για μιλήσετε μόνο για λίγο ή να συνεργαστείτε μαζί μας στην ομάδα στήριξης. Άλλες οικογένειες με VHLείναι εκεί για να σας ακούσουν και να μοιραστούν τις εμπειρίες σας, οι οποίοι ίσως σας βοηθήσουν να αποκτήσετε μία νέα προοπτική ποιο εποικοδομητική για τα ζητήματα σας. Ακούστε και μάθετε ή μπείτε στην συζήτηση και προσπαθήστε να συμμετέχετε στις συναντήσεις της ομάδας σας.

Σκεφτείτε το σαν μια ανασύνταξη της αποθήκης ή του στάβλου σας, (δείτε σχέδιο 18). Ένα άτομο, ακόμη και ένα ζευγάρι δεν μπορεί να το κάνει εύκολα μόνο του, όμως η κοινότητα μπορεί να συναχθεί και σε μερικές μέρες συγκεντρώνοντας προσόντα και εμπειρία η δουλειά γίνεται πιο εύκολη. Κάθε μέλος της ομάδας επωφελείται με την σειρά του με διαφορετικό τρόπο.

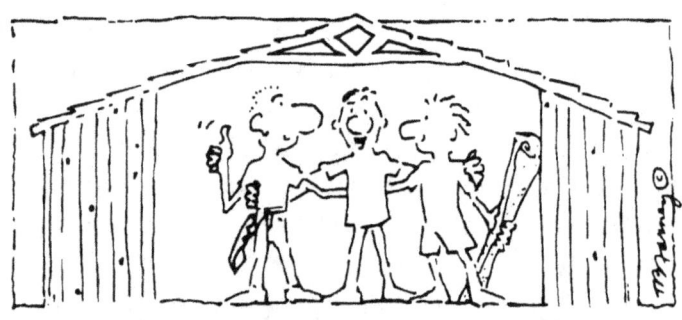

Εικόνα 18. Για να βοηθήσουμε τον εαυτό μας πρέπει να ανατρέξουμε στην κοινωνία΄Len Borman, Ιδρυτής του Illinois Self-Help Center. Απόσπασμα από το βιβλίο Power Tools: Ways to Build a Self-Help Group by Joal Hischer, M.D. Απεικόνιση από την Tina B. Farney. Βιβλιοδεσία και δικαιώματα 1992 από τον οίκο SupportWorks, Charlotte, North Carolina. All rights reserved. Η άδεια για ανατύπωση δόθηκε απο τους Ms. Farney and Dr. Fischer

Μπορεί να σας τρομάζει η εξωστρέφεια αλλά σίγουρα είναι χειρότερα να μένετε μόνος. Εκτός όλων των άλλων θέλουμε να ακούσουμε και την δική σας εμπειρία. Ήταν μέσα απο την διασπορά πληροφοριών η γέννηση αυτής της ομάδας. Βγαίνει μέσα απο την δική μας εμπειρία που ενσωματώνεται με την εμπειρία και τις γνώσεις των ειδικών και των ερευνητών που δουλεύουν πάνω στο VHL, για να μάθουμε τα κλειδιά στο να βελτιώνουμε την διάγνωση, την αντιμετώπιση, την θεραπεία και την ποιότητα ζωής για τον καθένα με VHL.

<< *Φέρνοντας κοντά ανθρώπους και χτίζοντας προσωπικές σχέσεις μαζί τους παραμένει πάντα μια από τις πιο αποτελεσματικές στρατηγικές στην ενίσχυση του κοινωνικού Συστήματος Υγείας*>> Robert D.Putman, Better Together.

Μιλωντας με τα παιδια για το VHL

Τα παιδιά που έχουν κάνουν DNA διάγνωση για VHL, θα αρχίσουν να έχουν ερωτήσεις συχνά από τα πολύ νεαρά τους χρόνια. Η VHLFA ALLIANCE, έχει ετοιμάσει ένα βιβλίο για παιδιά με VHL ώστε να βοηθήσει τους γονείς να έχουν μια εποικοδομητικοί συζήτηση για το τι σημαίνει αυτή η διάγνωση για ένα παιδί για το πρέπει να κάνει το παιδί για να παραμείνει υγιές. Δείτε το VHL FAMILY HANDBOOK, KID'S EDITION (2009) by Kruger, Eckerman,Doyle and Cham-Smutko, ISBN 978-1929539-02-4, διαθέσιμο από το βιβλιοπωλείο του internet ή από το site VHL.ORG.

Το παιδικό handbook, είναι ειδικά γραμμένο σαν οδηγός για να βοηθήσει να μιλήσουμε στα παιδιά για το VHL ένα κληρονομικό καρκινικό σύνδρομο που αυξάνει την πιθανότητα καρκίνου, στο μάτι, τον εγκέφαλο, στον νωτιαίο μυελό, τα νεφρά,το πάγκρεας και τα επινεφρίδια. Έχει δημιουργηθεί με σκοπό να δώσει στα παιδιά όλων των ηλικιών την ειλικρινή βασική ιδέα σχετικά με το VHL, και το πως μπορούμε να χρησιμοποιήσουμε αυτήν την πληροφορία για να χειριστούμε όσο καλύτερα γίνεται την ποιότητα ζωής και την υγεία μας.

Το βιβλίο μπορεί ακόμη να χρησιμοποιηθεί σαν έναυσμα για συζητήσεις και για το πως το VHL έχει επηρεάσει την οικογένεια. Μπορεί να γίνει υποβοηθητικό για οικογένειες που έχουν ένα κληρονομικό καρκινικό σύνδρομο. Το βιβλίο μπορεί να είναι αρκετά χρήσιμο για ένα άτομο που έχει ήδη νοσήσει και για τα παιδιά που αντιμετωπίζουν τα ίδια τις εξετάσεις σχετικά με το σύνδρομο.

Γραμμένο και διασκευασμένο από ομάδα γονέων και ειδικών και παρουσιαζόμενο συναρπαστικά με ζωγραφιές και φωτογραφίες παιδιών με VHL καθώς και απο συγγενείς και φίλους των παιδιών το βιβλίο είναι αισιόδοξο, ελπιδοφόρο και υποβοηθητικό ώστε τα παιδιά να καταλάβουν τι συμβαίνει, και να συμμεριστούν την ευθύνη της υγείας τους.

Μερικες υποδειξεις για διαβασμα

Robert E. Alberti, et al., Your Perfect Right: Assertiveness and Equality in your Life and Relationships (9th edition, 2008)
Herbert Benson, M.D., Timeless Healing: The Power and Biology of Belief (1996)
Joan Borysenko, Ph.D., Minding the Body, Mending the Mind (1987)
Jeffrey Brantley, M.D., Calming the Anxious Mind (2007)
David Burns, Feeling Good: The New Mood Therapy (1999)
David Burns, Feeling Good Together (2010)
Albert Ellis, Feeling Better, Getting Better, Staying Better (2001)

John A. Gottman, Ph.D. and Jean DeClaire, The Relationship Cure (2001)

Jerome Groopman, M.D., The Anatomy of Hope: How People Prevail in the Face of Illness (2003)

Jerome Groopman, Second Opinions: Stories of Intuition and Choice in the Changing World of Medicine (2000)

Jon Kabat-Zinn, Full Catastrophe Living: Using the Wisdom of your Body and Mind to Face Stress, Pain, and Illness (1990, 2009)

Harold S. Kushner, When Bad Things Happen to Good People (1981)

Harold S. Kushner, Overcoming Life's Disappointments (2007); Conquering Fear (2010)

Robert D. Putnam, Better Together: Restoring the American Community (2005,2009)

McCue, Kathleen, and Ron Bonn, How to Help Children Through a Parent's Serious Illness (1994)

Ερωτησεις για τον γιατρο

Με την έγκαιρη ανίχνευση και την σωστή θεραπεία, το VHL, έχει μια καλύτερη πρόγνωση και έκβαση απο πάρα πολλές ασθένειες με καρκίνο και όγκους. Κάθε αντίστοιχη διάγνωση βέβαια είναι τρομακτική. Ένα πρόσωπο πρέπει να έχει επίγνωση και έννοια για τα τεστ, τις θεραπείες, τις ασφαλίσεις και τους λογαριασμούς των γιατρών όλων των ομάδων.

Οι ασθενείς μπορεί να έχουν πολύ σημαντικές ερωτήσεις, να ρωτήσουν για το VHL, και η ιατρική τους ομάδα είναι το καλύτερο μέρος για να αρχίσουν να κάνουν τις ερωτήσεις που τους απασχολούν. Οι περισσότεροι άνθρωποι θέλουν να ξέρουν ακριβώς τι εμπλοκή θα έχουν και τι πρέπει να ξέρουν για τον τρόπο αντιμετώπισης, και πόσο επιτυχής μπορεί να είναι αυτές οι θεραπείες. Παίρνοντας μια δεύτερη και μια Τρίτη πιθανών γνώμη αν θέλετε μπορείτε να αποφασίσετε. Οι κάτωθι είναι οι συνηθισμένες ερωτήσεις που συνήθως έχουν να κάνουν οι ασθενείς:

- πρέπει να αλλάξω τις καθημερινές μου συνήθειες και δραστηριότητες;

- Κάθε πότε πρέπει να γίνεται το πρωτόκολλο

- Τι πρέπει να προσέξω; Ποια συμπτώματα;

- Όταν με ρωτούν τι μέγεθος έχει ένας όγκος, αυτό τι μπορεί να σημαίνει;

- Σε ποιο σημείο και μετά πρέπει να με ανησυχήσει ένας όγκος;

- Ποια είναι τα επικίνδυνα σημεία που πρέπει να παρακολουθώ;

- Ποιες θεραπείες προτείνονται αυτή την στιγμή;

- Ποιοι είναι οι κίνδυνοι και ποια οι ανεπιθύμητες παρενέργειες αυτών των θεραπειών;

- Ποίες είναι οι πιθανότητες αυτών των παρενεργειών να συμβούν;

- Ποια είναι η επικινδυνότητα της μη θεραπείας;

- Υπάρχει κάποια μη επεμβατική θεραπεία που θα μπορούσα να χρησιμοποιήσω;

- Γίνεται η επέμβαση στην κοιλιακή χώρα λαπαροσκοπικά;

- Γίνεται η επέμβαση στην κοιλιακή χώρα λαπαροσκοπικά;

- Ποια είναι ολόκληρη η επιστημονική ομάδα που θα χρειαστώ να με παρακολουθεί προκειμένου να εξετάσω όλα τα πιθανά σημεία που ακολουθεί το σύνδρομο;

- Πως μπορώ να βοηθήσω τους γιατρούς να μάθουν για το VHL;

- Πόση εμπειρία έχουν οι γιατροί μου με αυτό;

- Πως θα συμβουλευτώ ειδικούς που έχουν εμπειρία με το σύνδομο;

- Ποιο θα είναι το άτομο που θα έχει την ευθύνη για την επικοινωνία μεταξύ των ειδικών και που θα με παρακολουθεί και θα με συμβουλεύει;

- Υπάρχει κάποιο project που μπορώ να συμμετάσχω;

- Υπάρχει κάποια κλινική έρευνα που να είναι κατάλληλη για μένα;

Ο αθλητής του VHL

Ετοιμάζοντας τον εαυτό μου για μια λεπτή εγχείρηση στον νωτιαίο μυελό, φυσικά δεν την αποζητούσα, αλλά ήξερα ότι είναι απαραίτητη αν ήθελα να έχω πλήρη κινητικότητα των κάτω και άνω άκρων, έψαχνα για ένα πρότυπο. Είχα παρατηρήσει ότι οι αθλητές των μαραθώνιων βάζουν τον εαυτό τους σε δοκιμασία πέρα των δυνατοτήτων τους. Υπομένουν πόνο, δίψα, και ανυπόφορες συνθήκες για να κερδίσουν, τις περισσότερες φορές ανταγωνίζονται τον εαυτό τους παρά τους άλλους στον αγώνα.

Επιπρόσθετα εγώ με τους γιατρούς μου, συμβουλευόμασταν και άλλους από όλον τον κόσμο για την καλύτερη χειρουργική προσέγγιση.

Εκπαίδευσα τον εαυτό μου σαν να είχα να κάνω μαραθώνιο. Σιγουρεύτηκα ότι το σώμα μου ήταν υγιές και δυνατό, καλά ενδυναμωμένο με βιταμίνες, υγιή διατροφή, και το πνεύμα μου στην ίδια κατάσταση επίσης.

Μέσω του θετικού οραματισμού σκεφτόμουν την εγχείρηση να πηγαίνει καλά και οι γιατροί μου να είναι γεμάτη αυτοπεποίθηση για την επιτυχία, το σώμα μου να αιμορραγεί όσο το δυνατόν λιγότερο και να ανακάμπτει γρήγορα.

Δεν το έβαλα κάτω, δεν απελπίστηκα, ήθελα να δουλέψω με έναν προπονητή αγώνων και το έκανα για την καλή ψυχολογία όπως πριν τον αγώνα.

Η μέρα της εγχείρησης έφτασε και η ομάδα μου – οι γιατροί μου και εγώ – δουλέψαμε όλη την ημέρα μαζί. Το απόγευμα ξύπνησα πιέζοντας το χέρι του συζύγου μου, **Bruce, και κουνώντας τα δαχτυλάκια των ποδιών μου. Όλοι πανηγυρίσαμε, είχα κερδίσει το πρώτο άθλημα απο το τρίαθλο – τώρα φυσικοθεραπεία και πίσω στην φυσιολογική ζωή.**
-- *Jennifer K., Australia.*

υπενθύμιση Ημερολόγιο

Επόμενο εξετάσεις

ημερομηνία	γιατρός	δοκιμές	αποτελέσματα	ημερομηνία επιστροφής

ΤΟΜΕΑΣ 5 -
Προτεινόμενο πρόγραμμα προληπτικών απεικονίσεων

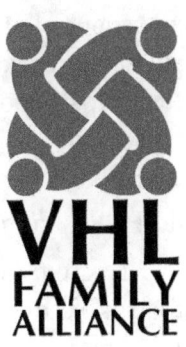

Η προληπτική απεικόνιση είναι ο έλεγχος των ατόμων που έχουν VHL και δεν έχουν ακόμη συμπτώματα, ή δεν έχουν ακόμη συμπτώματα σε μια συγκεκριμένη περιοχή. Τα όργανα που δεν έχουν ακόμα επηρεαστεί πρέπει να απεικονίζονται προληπτικά. Προσαρμογές στο πρόγραμμα του απεικονιστικού ελέγχου μπορεί και πρέπει να γίνονται απο τους γιατρούς που γνωρίζουν το ιστορικό του ατόμου με VHL, συμπεριλαμβανομένου και του οικογενειακού του ιστορικού. Εαν το άτομο ακολουθεί ήδη το πρωτόκολλο του VHL και παρουσιάσει κάποιο σύμπτωμα τότε το πρόγραμμα των προληπτικών επαναληπτικών εξετάσεων πρέπει να καθοριστεί ξανά απο την ιατρική ομάδα. Οι όγκοι που είναι ήδη γνωστοί ενδέχεται να χρειάζονται ποιό συχνή απεικόνιση ώστε να παρακολουθείται η αύξηση τους. Τα άτομα που έχουν κάνει εξέταση DNA και δεν έχουν μεταλλαγμένο γονίδιο απαλλάσσονται απο την παρακολούθηση. Τα άτομα που έχουν μετάλλαξη και έχουν φτάσει τα 60 χωρίς προβλήματα μπορούν να κάνουν τις επαναλήψεις κάθε 2 χρόνια.

Αναπροσαρμογές γίνονται συνέχεια στο απεικονιστικό πρωτόκολλο. Για παράδειγμα αντι της αξονικής τομογραφίας προτείνεται πλέον η μαγνητική για να αποφεύγεται η ακτινοβολία. Η αξονική πρέπει να αποφεύγεται σε ασθενείς χωρίς συμπτώματα και πρέπει να γίνεται μόνο όταν επιβάλλεται για συγκεκριμένο

97

σύμπτωμα. Για να απεικονισθούν τα περισσότερο κρίσιμα σημεία του εγκεφάλου και του νωτιαίου μυελού με τον πιο επαρκή τρόπο προτείνεται η μαγνητική τομογραφία εγκεφάλου και σπονδυλικής στήλης με σκιαγραφικό, με λεπτές κάθετες τομές, και με προσοχή στο εσωτερικό αυτί για ELST και αιμαγγειοβλαστώματα.

Τακτικά ακουογράμματα συμπεριλαμβάνονται στο πρωτόκολλο για να ανιχνεύσουν πρώιμα συμπτώματα μείωσης της ακοής, ή βουίσματος, ή ζαλάδας και χάσιμο ισορροπίας. Αν η ακοή πέφτει χρειάζεται άμεση ιατρική παρέμβαση για να διατηρηθεί. Η ερευνητική ομάδα της Δανίας προηγείται σε μια μελέτη για ακουομετρική πληροφορία για να καθορίσει αν υπάρχουν πρώιμα σημάδια ELST ώστε να ανιχνευθεί έγκαιρα.

Η συμμετοχή σας θα εκτιμηθεί. Γράψτε για κάθε τι σχετικό στο info@vhl.org.

Η μαγνητική είναι προτιμητέα και για την κοιλιακή χώρα. Ο υπέρηχος μπορεί να αντικαταστήσει την μαγνητική όχι περισσότερο απο μία φορά στα 2 έτη. Η ποιότητα καθορίζεται απο το μηχάνημα που βγάζει καλές εικόνες και απο έναν ειδικό πάνω στην ανίχνευση αυτών των οργάνων. Το ζητούμενο είναι να εντοπίζονται έγκαιρα οι πολύ μικροί όγκοι που είναι δύσκολο να ανιχνευθούν με τον υπέρηχο.

Σε κάθε ηλικία

Οι οικογένειες και οι γενετιστές τους μπορούν να επικοινωνήσουν με κλινικά εργαστήρια που κάνουν εξετάσεις DNA για το VHL. Οι συγγενείς που δεν έχουν την μετάλλαξη δεν έχουν λόγο να κάνουν προληπτικούς ελέγχους. Οσοι έχουν την μετάλλαξη πρέπει να συνεχίσουν με ένα πρόγραμμα προληπτικών απεικονίσεων. Η πρώιμη ανίχνευση και η κατάλληλη αγωγή είναι η καλύτερη άμυνα.

Απο την σύλληψη

Ενημερώστε τον γυναικολόγο για το ιστορικό της νόσου VHL στην οικογένεια. Επίσης δείτε σε αυτό το φυλλάδιο την αναφορά στην εγκυμοσύνη και το πρωτόκολλο που πρέπει να ακολουθείται. Μια δυνητική μητέρα μπορεί να χρειαστεί να κάνει και εξετάσεις DNA για να βρει αν είναι φορέας της μετάλλαξης στο γονίδιο VHL.

Απο την γέννηση

Ενημερώστε τον παιδίατρο για το ιστορικό της νόσου VHL στην οικογένεια. Ο παιδίατρος κοιτά για σημάδια νευρολογικής διαταραχής, νυσταγμό, στραβισμό, και άλλα σημάδια που μπορεί να υποδειχθούν σε κάποιον με ειδικότητα στον έλεγχο του αμφιβληστροειδή. Επίσης παραπέμπει για ένα βασικό ακουστικό έλεγχο.

Απο ηλικία 1-4

Ετήσια

• Εξέταση αμφιβληστροειδή με έμμεσο οφθαλμοσκόπιο απο ειδικευμένο οφθαλμίατρο με σκοπό την έγκαιρη διάγνωση και αντιμετώπιση της αμφιβληστροπάθειας στα παιδιά που έχουν το γονίδιο.

• Παιδιατρική εξέταση για σημάδια νευρολογικών διαταραχών, νυσταγμό, στραβισμό, και ανωμαλίες στην αρτηριακή πίεση, την όραση ή την ακοή.

Απο ηλικία 5-15

Ετήσια

• εξέταση για αξιολόγηση νευρολογικών ευρημάτων απο παιδίατρο εξειδικευμένο στο VHL, με προσοχή στην αρτηριακή πίεση (σε κλινήρη η όρθια θέση), εξέταση της ακοής, εξέταση για νευρολογικές διαταραχές, νυσταγμό, στραβισμό, και άλλα σημάδια που μπορεί να αφορούν οφθαλμίατρο.

• Εξέταση του αμφιβληστροειδή κατόπιν διαστολής της κόρης, απο οφθαλμίατρο που να είναι ενημερωμένος για το VHL.

• Εξέταση πλάσματος για μετανεφρίνες, ειδικά νορμετανεφρίνης και 24ωρη συλλογή ούρων. Υπέρηχος κοιλίας απο τα 8 έτη ή και ενωρίτερα εαν υποδειχθεί. Κοιλιακή μαγνητική τομογραφία ή MIBG αν υπάρχουν βιοχημικές ανωμαλίες.

Καθε 2-3 έτη

• να γίνεται ακουστική αξιολόγηση απο ειδικό. Ετήσια αν υπάρχει ελάττωση ακοής, βουητό ή ζαλάδα.

• Σε περίπτωση τακτικών μολύνσεων του αυτιού να γίνεται μαγνητική του εσωτερικού ακουστικού πόρου με λεπτές τομές για την εντόπιση ELST.

Απο ηλικία 16 και πάνω

Ετήσια

• Οφθαλμολογική εξέταση με έμμεσο οφθαλμοσκόπιο απο οφθαλμίατρο ενημερωμένο για το VHL χρησιμοποιώντας διαστολή της κόρης του ματιού.

- Υπέρηχο και τουλάχιστον 1 φορά το έτος μαγνητική κοιλίας με και χωρίς σκιαγραφικό για αξιολόγηση νεφρών, παγκρέατος, επινεφριδίων αλλά όχι κατά την περίοδο της εγκυμοσύνης. Φυσική εξέταση απο ειδικό σχετικό με το VHL.

- Εξέταση ούρων για μεμονωμένες μετανεφρίνες ιδιαίτερα νορματενεφρίνη σε πλάσμα << ελεύθερο μετανεφρινών>> εξέταση αίματος ή 24ωρη συλλογή ούρων. Κοιλιακή μαγνητική αν οι βιοχημικές δείξουν κάποια ανωμαλία.

Κάθε δύο χρόνια

- Μαγνητική εγκεφάλου, αυχενικής και θωρακικής μοίρας της σπονδυλικής στήλης (με ενδοφλέβιο σκιαγραφικό και με λεπτές τομές, στην οπίσθιο βόθρο). Προσοχή στο εσωτερικό αυτί για εντόπιση ELST και αιμαγγειοβλαστωμάτων του κεντρικού νευρικού συστήματος.

- Αξιολόγηση ακουογράμματος απο ειδικό.

Κατά την διάρκεια της εγκυμοσύνης

- Κανονικά εξέταση αμφιβληστροειδούς

- Εξέταση για φαιοχρωμοκύττωμα, στην αρχή στην μέση και στο τέλος της εγκυμοσύνης για να βεβαιώσουμε οτι δεν υπάρχει ενεργό φαίο κατά την διάρκεια της εγκυμοσύνης και κυρίως του τοκετού.

- Κατά την διάρκεια του $4^{ου}$ μήνα της εγκυμοσύνης μαγνητική-χωρίς σκιαγραφικό-για να εξετάσουμε τα ήδη υπάρχοντα ευρήματα εγκεφάλου και σπονδυλικής στήλης. Αν υπάρχουν ευρήματα να σκεφτείτε την καισαρική.

101

Συνηθεις εμφανισεις του VHL

Η ηλικία έναρξης διαφέρει απο οικογένεια σε οικογένεια και απο άτομο σε άτομο. Τα σχεδιαγράμματα παρακάτω δείχνουν το ηλικιακό εύρος σε περίπτωση συμπτωματικής διάγνωσης ή σε περίπτωση προσυμπτωματικής διάγνωσης λόγω εφαρμογής του προληπτικού απεικονιστικού πρωτοκόλλου. Αυτό δεν σημαίνει ότι πρέπει να αναλάβουμε δράση μόλις βρεθούν τα πρώτα ευρήματα αλλά πρέπει να παρακολουθούμε την εξέλιξη τους και να δράσουμε την κατάλληλη στιγμή.

Το Φαιοχρωμοκύττωμα είναι πολύ συχνό σε ορισμένες οικογένειες με VHL, ενώ ο καρκίνος των νεφρικών κυττάρων μπορεί να είναι είναι πιο συνηθισμένος σε άλλες οικογένειες. Υπάρχουν διαφορές μεταξύ ατόμων ως προς τον τύπο που θα εμφανίσουν ανάλογα με τον οικογενειακού τους τύπο.

Ο παγκρεατικός νευροενδοκρινείς όγκος μπορεί να είναι πολύ επιθετικός σε ανθρώπους με μετάλλαξη στον άξονα 3.

Σπάνια οι εμφανίσεις του VHL περιλαμβάνουν όγκους του άνω εγκεφάλου, δηλαδή αιμαγγειωβλαστόματα, και σπάνια αιμαγγειωβλαστόματα στο συκώτι στην σπλήνα και τον πνεύμονα.

Περιστατικά και ηλικία έναρξης του VHL εμπεριστατωμένα απο έρευνες σε συγγράμματα απο το 1976 μέχρι το 2004 που περιλαμβάνουν στοιχεία απο την VHL ALLIANCE έχουμε κάτωθι.

CNS	Ηλικία διάγνωσης	Περισσότερο κοινό στις ηλικίες των	Συχνότητα σε ασθενείς
Αιμαγγειώματα του αμφιβληστροειδή	0-68 έτη	15-25	25-60%
Όγκοι των ενδολυμφατικών σάκκων	12-46 έτη	24-35	10-25%
Όγκοι στην παρεγκεφαλίδα	9-78 έτη	18-25	44-72%
Εγκεφαλικοί όγκοι	12-36 έτη	24-35	10-25%
Αιμαγγειωβλαστόματα του νωτιαίου μυελού	12-66 έτη	24-35	13-50%
VISCERA			
Όγκοι των νεφρών ή κύστες	16-67 έτη	25-50	25-60%
Φαιος*	4-58 έτη	12-25	10-20%**
Παγκρεατικοί όγκοι ή κύστες	5-70 έτη	24-35	35-70%
Κυσταδενώματα της επιδιδυμίδας	17-43 έτη	14-40	25-60% στους άνδρες
Κυσταδενώματα της ευρείας συνδέσμου	16-64 έτη	16-46	10% στις γυναίκες

*το 20% αυτών των όγκων μπορεί να συμβούν έξω απο τα επινεφρίδια οπότε και ονομάζονται παραγαγγλιώματα.

**η συχνόητα των φαιο ποικίλει πολύ βασιζόμενοι στον γενότυπο.

Συστάσεις κοινής αντιμετώπισης

Δεν υπάρχουν καθολικοί τρόποι αντιμετώπισης. Οι τρόποι αντιμετώπισης καθορίζονται απο την προσεχτική εκτίμηση της κατάστασης: των συμπτωμάτων, τα αποτελέσματα των εξετάσεων, την μελέτη των απεικονίσεων και την γενική φυσική κατάσταση. Τα κάτωθι προτείνονται απλά σαν γενικές οδηγίες του τρόπου αντιμετώπισης:

ΑΓΓΕΙΩΜΑΤΑ ΤΟΥ ΑΜΦΙΒΛΗΣΤΡΟΕΙΔΗ

Αν τα αγγειώματα βρίσκονται στην περιφέρεια του αμφιβληστροειδή, σκεφτείτε την θεραπεία με ακτίνες lazer, και για τα σχετικά μεγάλα αγγειώματα την κρυοθεραπεία. Αν το αγγείωμα είναι στον οπτικό δίσκο, πρέπει να παρακολουθηθεί η αύξηση. Υπάρχουν μερικές θεραπευτικές επιλογές για τους όγκους του οπτικού δίσκου. Ο καλύτερος τρόπος θα μπορούσε να είναι με φαρμακευτική αγωγή, αλλά μέχρι σήμερα τίποτε δεν έχει αποδειχθεί άριστος τρόπος αντιμετώπισης. Πρέπει να το εξετάσετε με πολύ καλά θεραπευτικά κέντρα για να δείτε τι επιλογές έχετε για θεραπείες αγγειωμάτων πάνω ή κοντά στο οπτικό νεύρο.

ΑΙΜΑΓΓΕΙΟΒΛΑΣΤΩΜΑΤΑ ΣΕ ΕΓΚΕΦΑΛΟ ΚΑΙ ΝΩΤΙΑΙΟ ΜΥΕΛΟ.

Τα συμπτώματα εξαρτώνται απο την περιοχή του όγκου και το μέγεθος τους καθώς και την παρουσία πρηξίματος ή κυστών. Τα αιμαγγειοβλαστώματα που δίνουν συμπτώματα συνήθως μεγαλώνουν γρηγορότερα απο αυτά που δεν δίνουν. Οι κύστες μπορεί να δίνουν περισσότερα συμπτώματα απο ότι ο όγκος ο ίδιος. Όταν φύγει ο όγκος η κύστη θα εξαφανισθεί. Αν μείνει κάποιο κομμάτι του όγκου η κύστη θα ξαναγεμίσει. Τα μικρά αιμαγγειοβλαστώματα (κάτω των 3 κιβ.εκατοστών ή των 1.7 cm μετρώντας διαγωνίως) που δεν είναι συμπτωματικά και δεν σχετίζονται με κύστη έχουν αντιμετωπισθεί μερικές φορές με στερεοτακτική ακτινοθεραπεία, αλλά αυτή είναι συνήθως προληπτική παρά θεραπεία και τα μακράς διαρκείας αποτελέσματα φαίνεται να εμφανίζουν μόνο οριακά ωφέλη.

ΟΓΚΟΙ ΕΝΔΟΛΥΜΦΑΤΙΚΩΝ ΣΑΚΩΝ

Οι ασθενείς που έχουν έναν όγκο που φαίνεται στην μαγνητική αλλά διατηρούν την ακοή τους χρειάζονται εγχείρηση για να αποφύγουν την επιδείνωση της κατάσταση τους. Οι ασθενείς που δεν ακούν και έχουν αποδείξεις στην απεικόνιση κάποιου όγκου πρέπει να επέμβουν με εγχείρηση αν υπάρχουν και άλλα νευρολογικά ευρήματα, και θέματα ισσοροπίας, για να αποφύγουν επιδείνωση της κατάστασης. Περισσότερη μελέτη χρειάζεται για να καθοριστεί αν οι ασθενείς με κλινικά συμπτώματα του ELST, αλλά χωρίς απόδειξη όγκου στην απεικόνιση θα πρέπει να συνεχίσουν σε επέμβαση ή όχι για να ελαχιστοποιήσουν την πιθανότητα κώφωσης ή να εξαλείψουν τα διάφορα προβλήματα.

ΦΑΙΟΧΡΩΜΟΚΥΤΤΩΜΑ

Εγχείρηση μετά απο επαρκή μπλοκάρισμα με φάρμακα. Συνιστάται λαπαροσκοπική μερική αφαίρεση του αδένα. Προσεχτική επαναληπτική απεικόνιση των ζωτικών σημείων τουλάχιστον μια εβδομάδα μετά την εγχείρηση, μέχρι όλο το σώμα να προσαρμοσθεί στην νέα του κατάσταση. Ιδιαίτερη προσοχή απαιτείται καθόλη την διάρκεια των εγχειρητικών διαδικασιών κάθε τύπου και κατά την διάρκεια της εγκυμοσύνης και της γέννας.

Υπάρχει αντιγνωμία ανάμεσα στους ειδικούς στο εάν πρέπει η όχι να εγχειριστούν μικρά φαιοχρωμοκυττώματα που δεν φαίνεται να είναι ενεργά και δεν δημιουργούν συμπτώματα. Το ΝΙΗ συνιστά απλά παρακολούθηση για μικρά φαιοχρωμοκυττώμαστα που δίνουν ουρικές κατεχολαμίνες μέχρι και 2 φορές πάνω απο τα όρια των κανονικών.

ΚΑΡΚΙΝΟΣ ΤΩΝ ΝΕΦΡΙΚΩΝ ΚΥΤΤΑΡΩΝ

Με τις βελτιωμένες απεικονιστικές τεχνικές οι όγκοι των νεφρών εντοπίζονται συνήθως όταν έχουν πολύ μικρό μέγεθος και σε πολύ αρχικό στάδιο ανάπτυξης. Η στρατηγική να σιγουρέψουμε ότι ένα άτομο θα έχει λειτουργικά νεφρά σε όλη του την ζωή είναι να κάνουμε πολύ ακριβής παρακολούθηση και να επιλέξουμε να εγχειρήσουμε μόνο όταν το μέγεθος του όγκου ή η ραγδαία εξέλιξη του υποδεικνύουν ότι είναι εν δυνάμη μεταστατικός. Η τεχνική που χρησιμοποιείται για την συντηρητική εγχείρηση είναι ο καυτηριασμός με ραδιοκύματα (RFA) ή η κρυοθεραπεία ειδικά γιά τους μικρότερους όγκους στα αρχικά στάδια με προσοχή ώστε να μην τραυματισθούν οι παρακείμενες δομές και να περιοριορισθούν τα οι επιπλοκές των επόμενων εγχειρήσεων. Η ρομποτική εγχείρηση μπορεί να χρησιμοποιηθεί ώστε να περιορίσει τις επιπλοκές.

ΝΕΥΡΟΕΝΔΟΚΡΙΝΗΣ ΠΑΓΚΡΕΑΤΙΚΟΣ ΟΓΚΟΣ

Θέλει προσεχτική ανάλυση για να διαφοροποιηθεί ανάμεσα απο τα ορώδη κυσταδενώματα. Οι κύστες και τα κυσταδενώματα γενικώς δεν χρειάζονται θεραπεία. Τα παγκρεατικά PNET πρέπει να εξετάζονται ως αναφορά το μέγεθος, την συμπεριφορά, και τον τύπο του DNA.

Οι όγκοι που είναι μεγαλύτεροι απο 3cm ή διπλασιάζουν τον όγκο τους σε λιγότερο απο 500 ημέρες θα πρέπει να εξετάζονται για εγχείρηση. Στους ασθενείς με μεταλλάξεις στο εξόνιο 3, οι όγκοι μεγαλύτεροι απο 2cm, θα πρέπει να εξετάζονται για εγχείρηση.

Προετοιμασια για εξεταση φαιοχρωμοκυττωματων

Είναι πάρα πολύ σημαντικό να γίνεται τεστ για φαιοχρωμοκύττωμα πριν κάνετε οποιαδήποτε επέμβαση για οποιοδήποτε λόγω και πριν τον τοκετό. Το να προχωρείτε σε κάθε τέτοια στρεσογόνο κατάσταση πριν γίνει εξέταση για οποιοδήποτε μην γνωστό φαιοχρωμοκύττωμα θα ήταν πάρα πολύ επικίνδυνο. Αν οι γιατροί γνωρίζουν ότι το φαιοχρωμοκύττωμα είναι εκεί, θα πάρουν προληπτικά μέτρα και θα σιγουρευτούν για την κατάσταση του ασθενή και του αγέννητου παιδιού.

Εξέταση στο αίμα και στα ούρα είναι τα καλύτερα τεστ για να καθορίσουν αν υπάρχει ένα ενεργό φαιοχρωμοκύττωμα και αν εππιπρόσθετα μια απεικόνιση μπορεί να εντοπίσει ή να ανακαλύψει έναν όγκο. Η εξέταση ούρων και αίματος για φαιοχρωμοκύττωμα, είναι αξιόπιστη όταν λαμβάνεται ξεχωριστά. Χρειάζεται κατάλληλη διατροφή πριν την εξέταση αίματος και με ούρων (απο την αρχή μέχρι το τέλος της διαδικασίας συλλογής ούρων).

Για να πάρουμε την καλύτερη δυνατή πληροφορία απο μία εξέταση ούρων είναι πολύ σημαντικό ο ασθενής να ακολουθήσει τις οδηγίες που συνάδουν της εξέτασης. Δεν παρέχουν όλα τα νοσοκομεία αυτές τις οδηγίες και δεν τις ακολουθούν πιστά όλοι οι ασθενείς. Διαφορές στις οδηγίες μπορεί να αντανακλούν διαφορές στη μεθόδο ανάλυσης.

Προετοιμασια για εξεταση αιματος

Μην πάρετε καθόλου φάρμακα περιλαμβανομένης και της ασπιρίνης και της acetaminophen (πακεταμόλη), χωρίς να έχει λάβει γνώση ο γιατρός και να έχει σύμφωνη γνώμη. Να είστε σίγουροι ότι ενημερώνετε τον γιατρό αν παίρνετε θεοφιλίνη, φάρμακα για την πίεση, methyldopa, L-dopa, ή κάποιο άλλο διουρητικό ή κάποιο αντισυλληπτικό, ή κάποιο προιόν για την διακοπή του καπνίσματος, ή αντικαταθλιπτικά ή οτιδήποτε άλλο για αλλαγή διάθεσης. Η θεοφιλίνη βρίσκεται στο τσάι, και σε άλλα βότανα ή φάρμακα.

Επίσης μην φάτε ή πιείτε κάτι μετά τις 10μμ το βράδυ πριν την εξέταση ή μην πάρετε κάποιο φάρμακο εκτός αν σας επιτρέψει ο γιατρός. Αν παίρνετε το πρωί κάποια φάρμακα, πάρτε τα μαζί σας και πάρτε τα μετά την εξέταση. Αν καπνίζετε δεν πρέπει να καπνίσετε την μέρα του τεστ. Επικοινωνήστε με τον γιατρό σας αν έχετε ερωτήσεις για την δίαιτα.

Η διαδικασία παίρνει περίπου 45΄.Είναι σημαντικό να είστε ήρεμος λίγο πριν την εξέταση ώστε να πάρετε ακριβή αποτελέσματα. Πάρτε ένα βιβλίο να διαβάσετε ή μια ηλεκτρονική συσκευή να ακούτε μουσική, ότι σας ηρεμεί. Μπορεί να χρειαστεί να ξαπλώσετε για 20΄πριν την εξέταση. Όταν ηρεμήσετε σιγουρεύετε την ακρίβεια των αποτελεσμάτων.

Υπάρχει ένα ιατρικό δεδομένο ότι όλη η αναστάτωση και το τρύπημα με την βελόνα μπορεί να αυξήσουν το επίπεδο των κατεχολαμινών στο αίμα.

Γιαυτό τον λόγο η βασική σύσταση είναι να βάζουν μια ενδοφλέβια βελόνα και να υπάρχει μια παύση πριν 20΄. Αυτό ίσως δεν είναι απαραίτητο στους ενήλικες που το τρύπημα με την βελόνα δεν έχει μεγάλη επίδραση. Για τα μικρά παιδιά και γιαυτούς απο τους ενήλικες που τους προκαλεί άγχος η αναμονή της εξέτασης καλό είναι να γίνεται με 20΄ αναμονή.

Τα φαιοχρωμοκυττώματα που σχετίζονται με το VHL, δεν παράγουν συνήθως επινεφρίνη ή τον μεταβολιστή της την μετανεφρίνη. Παράγουν μόνο νορεπινεφρίνη και τον μεταβολιστή της την νορμετανεφρίνη. Για αυτό αξιολογείται η νορματενεφρίνης πλάσματος για ασθενείς με VHL. Το χημικό profile για άλλες μεταλλάξεις (νόσους) είναι διαφορετικό.

Οι υψηλότερες φυσιολογικές τιμές γιά παιδιά είναι οι κάτωθι:

- Για αγόρια 5-18 ετών 97pg/ml (0.53nmol/L) και για μετανεφρίνες 102pg/mL (0.52nmol/L).

- Για κορίτσια 5-18 ετών είναι 77pg/ml (0.42nmo/l) και μετανεφρίνη 68pg/mL(0.37nmol/L) αντίστοιχα.

ΟΙ αποκλίσεις φυσιολογικών τιμών κατά εργαστήριο μπορεί να είναι ελαφρώς διαφορετικές επειδή ακολουθούνται διαφορετικές διαδικασίες. Όσον αφορά αλληλεπιδράσεις με φάρμακα είναι σημαντικό το εργαστήριο να χρησιμοποιεί, LC-MS/MS τεχνικές για την ανάλυση του δείγματος ώστε να έχουν την υψηλότερη ευαισθησία και τον μεγαλύτερο διαχωρισμό των συστατικών ειδικά των μετανεφρινών και των νορμετανεφρινών.

Προετοιμασια για **24 συλλογη ουρων**

Βανιλίλμανδελικό οξύ (VMA): αυτό το τεστ δεν χρησιμοποιείται πια γιατί δεν μετρά τις κλασματικές μετανεφρίνες.

Για test για κατεχολαμίνες, μετανεφρίνες, επινεφρίνη και νορεπινεφρίνη:

Αποφύγετε το κάπνισμα, τα φάρμακα, την σοκολάτα, φρούτα-ειδικά μπανάνες, και καφέ όλη την ημέρα. Μην ξεχάσετε να αναφέρετε στον γιατρό ότι φάρμακο παίρνετε μαζί με τα ότι είδος αντικαταθλιπτικά, σε φάρμακα ή βότανα.

Οδηγίες συλλογής: μην αρχίσετε την συλλογή Παρασκευή ή Σάββατο, αυτό σημαίνει ότι δεν πρέπει να μείνουν το Σαββατοκύριακο αλλά θα παραδοθούν αμέσως.

1. αρχίστε την συλλογή το πρωί της Κυριακής, αδειάστε τον συλλέκτη και μην σώσετε αυτά τα ούρα.

2. σημειώστε ημέρα και ώρα.

3. μαζέψτε όλα τα ούρα για 24 ώρες και της τελευταίας ούρησης του 24 ώρου.

4. κρατήστε τα ούρα στο ψυγείο. Μπορείτε να τα έχετε μέσα σε σακκούλα, αν είστε έξω κρατήστε τα ψυγμένα.

5. γράψτε πάλι ημέρα και ώρα του τέλους της ούρησης.

6. δώστε την συλλογή και τις σημειώσεις αμέσως μετά την συγκομιδή. Αφήστε το πριν πάτε στην δουλειά ή στο σχολείο μιας και τα μικροβιολογικά εργασήρια ανοίγουν νωρίς το πρωί, μπορείτε να τα αφήσετε Δευτέρα πρωί πριν πάτε στην δουλειά.

*αν έχει μέσα το δοχείο συντηριτικό προσέξτε μην έρθει σε επαφή με το δέρμα, αν έρθει ξεπλυθείτε αμέσως.

Καθένας με έναν πρώτου ή δεύτερου βαθμού συγγενή με VHL είναι πιθανό να έχει κληρονομήσει μια μετάλλαξη του γονιδίουVHL στην οποία οφείλεται το VHL. Συγγενείς πρώτου βαθμού θεωρούνται οι γονείς, τα παιδιά, οι αδελφές και οι αδελφοί. Συγγενείς δευτέρου βαθμού τα ξαδέλφια, οι θείες, οι θείοι, οι παππούδες, οι γιαγιάδες και τα εγγόνια του ατόμου με VHL. Κάθε παιδί ενός ατόμου με VHL έχει 50% πιθανότητες να έχει ο ίδιος VHL. Ο μόνος τρόπος για να καθοριστεί με βεβαιότητα αν κάποιος έχει VHL είναι μέσω του γενετικού ελέγχου του DNA. Πρόκειται για μία ανάλυση αίματος η οποία θα πρέπει να πραγματοποιηθεί σε ένα εργαστήριο το οποίο διαθέτει τον κατάλληλο εξοπλισμό και τα αντιδραστήρια για το γενετικό έλεγχο για το συγκεκριμένο σύνδρομο και διαθέτει την ανάλογη εμπειρία ή έχει πιστοποιηθεί για αυτό.

Εάν η εξέταση DNA ταυτοποιήσει τη μετάλλαξη στο γονίδιο VHL, τα αποτελέσματα είναι θετικά: και αυτό το πρόσωπο έχει VHL. Εάν η εξέταση DNA διαπιστώσει ότι τα δύο αντίγραφα του γονιδίου VHL είναι αμετάβλητα, η δοκιμή είναι αρνητική: αυτό το άτομο είναι απίθανο να έχει VHL. Υπάρχει πάντα κάποιο περιθώριο λάθους. Σε ένα εργαστήριο που κατέχει την απαιτούμενη εμπειρία, και πιστοποίηση, η πιθανότητα σφάλματος είναι κάτω από 1-2%, το οποίο θεωρείται αμελητέο εως φυσιολογικό. Όποιος είναι σε κίνδυνο για VHL και δεν έχει λάβει αρνητικό αποτέλεσμα του τεστ DNA θα πρέπει να συνεχίσει να ακολουθεί ένα τακτικό πρόγραμμα ελέγχου για να εξασφαλιστεί η έγκαιρη διάγνωση πιθανών προβλημάτων που σχετίζονται με το VHL.

Για να ξεκινήσει η εξέταση DNA σε μια οικογένεια, ένα άτομο στην οικογένεια με κλινική διάγνωση του συνδρόμου, δουλεύοντας με έναν γενετιστή ή γενετικό σύμβουλο, θα πρέπει να δώσει δείγμα αίματος για έλεγχο. Το εργαστήριο θα ελέγξει για να δει αν μπορεί να καθορίσει την αλλαγή στο γενετικό υλικό του προσώπου αυτού έχοντας αναλύσει πλήρως το γονίδιο VHL. Ίσως χρειαστεί σε ορισμένες περιπτώσεις το εργαστήριο να προβεί σε επιπλέον αναλύσεις για να διαπιστώθεί εάν υπάρχει κάποια μεγάλη απαλειφή τμήματος του γονιδίου VHL. Αν γίνει σωστά, αυτή η δοκιμή έχει μεγαλύτερη από 99% επιτυχία στην εξεύρεση μεταλλάξεων σε ασθενείς με μετάλλαξη στο γονίδιο VHL. Μόλις βρεθεί μία μετάλλαξη, η αλλαγή στο γονίδιο VHL αυτού του προσώπου θα είναι η ίδια με την αλλαγή που έχει περάσει μέσω της οικογένειας. Τώρα, ένα άλλο άτομο στην ίδια οικογένεια που δεν έχει κλινική διάγνωση VHL μπορεί να υποβάλει ένα δείγμα αίματος, και το εργαστήριο μπορεί να το ελέγξει για την ίδια μετάλλαξη. Αυτή η πρώτη δοκιμή στην οικογένεια γίνεται ένας οδικός χάρτης για τις επόμενες δοκιμές σε αυτή την οικογένεια.

Οι άνθρωποι που ελέγχθηκαν πριν από το έτος 2000, χρησιμοποιώντας μια μέθοδο που ονομάζεται «ανάλυση σύνδεσης» μπορεί να επιθυμούν να υποβληθούν εκ νέου στην εξέταση με χρήση της τεχνολογίας αλληλούχισης του DNA, ή πιο σύγχρονες μεθόδους, οι οποίες είναι πολύ πιο αξιόπιστες. Υπήρξαν περιπτώσεις όπου τα αποτελέσματα της ανάλυσης σύνδεσης είχαν αποδειχθεί ότι δεν είναι σωστά.

Για εκείνους που είναι οι πρώτοι στις οικογένειές τους με VHL, ή υιοθετημένοι ή για άλλους που δεν γνωρίζουν τους συγγενείς τους εξ αίματος, μπορεί η ανάλυση να πάρει λίγο περισσότερο χρόνο και να κοστίσει λίγο περισσότερο ώστε να μην δωθεί ένα αναμφίβολο αποτέλεσμα. Για εκείνους που βρίσκονται σε αυτήν την κατάσταση, είναι σημαντικό να επιλέξουν ένα εργαστήριο με ερευνητική εμπειρία στη μελέτη του VHL το οποίο θα μπορεί να κάνει μια πιο εμπεριστατωμένη ανάλυση.

Είναι σημαντικό να ξεκινήσει η εξέταση DNA μέσω ενός γενετιστή ή ενός γενετικού συμβούλου, για να εξασφαλιστεί μια διεξοδική συζήτηση του προσωπικού αντίκτυπου των αποτελεσμάτων, είτε είναι θετικά είτε αρνητικά, και να διερευνηθούν οι πιθανές επιπτώσεις σχετικά με την ασφάλισή του. Για να βρείτε ένα γενετιστή ή γενετικό σύμβουλο θα πρέπει να ανατρέξετε σε εξειδικευμένο προσωπικό σε νοσοκομείο ή ερευνητικό ίδρυμα. Μπορείτε να κάνετε αναζήτηση ανά ίδρυμα, χώρα, ή ταχυδρομικό κώδικα. Μεγάλα ιατρικά κέντρα θα έχουν συνήθως ένα τμήμα «γενετικής του καρκίνου.» Αν ναι, αυτό είναι το καλύτερο μέρος για να εκτιμήσει κανείς τον κίνδυνο για VHL.

Εάν μια υποψήφια μητέρα πρόκειται να κάνει γενετικό έλεγχο, μπορεί να ζητήσει να γίνει ειδικός έλεγχος για VHL μέσα στο φάσμα των εξετάσεων που θα γίνουν για το παιδί της, ιδιαίτερα εάν υπάρχει κάποιος άλλος που έχει εμφανίσει το σύνδρομο στην οικογένεια.

Ο κατάλογος των εργαστηρίων κλινικής εξέτασης που προσφέρουν πλήρη έλεγχο για VHL (συμπεριλαμβανομένων των μεγάλων απαλειφών) διατηρείται στο διαδίκτυο, στη διεύθυνσηhttp://genetests. org. Ο κατάλογος των εργαστηρίων δοκιμών DNA με στενές σχέσεις με ερευνητικές ομάδες συντηρείται από την VHLFA στη διεύθυνση http://vhl.org/dna.

Αν η διάγνωση του DNA σας είναι ασαφής, παρακαλούμε επικοινωνήστε με την VHLFA ALLIANCE για να συζητήσουμε περαιτέρω ώστε να εξεταστεί η δυνατότητα συμμετοχής σας σε μελέτη για να αποσαφηνιστεί η παρουσία ή όχι μετάλλαξης.

Επικοινωνήστε στο info@vhl.org.

Για την Ελλάδα επικοινωνήστε στις

διευθύνσεις:yannouka@rrp.demokritos.gr (Κούλης Γιαννουκάκος) και florentia@rrp.demokritos.gr (Φλωρεντία Φωστήρα).

Koulis Yannoukakos
Molecular Diagnostics Laboratory
INRASTES, National Centre for Scientific Research
«Demokritos»
Aghia Paraskevi Attikis
15310 Athens
GREECE
email: yannouka@rrp.demokritos.gr
yannouka@gmail.com
phone: +302106503936
fax: +302106503829

ΤΟΜΕΑΣ 6 -
Τι ειναι ο γενετικος
ελεγχος του VHL

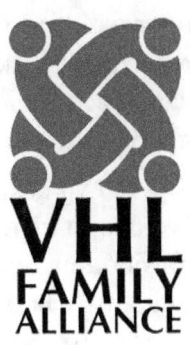

Καθένας με έναν πρώτου ή δεύτερου βαθμού συγγενή με VHL είναι πιθανό να έχει κληρονομήσει μια μετάλλαξη του γονιδίουVHL στην οποία οφείλεται το VHL. Συγγενείς πρώτου βαθμού θεωρούνται οι γονείς, τα παιδιά, οι αδελφές και οι αδελφοί. Συγγενείς δευτέρου βαθμού τα ξαδέλφια, οι θείες, οι θείοι, οι παππούδες, οι γιαγιάδες και τα εγγόνια του ατόμου με VHL. Κάθε παιδί ενός ατόμου με VHL έχει 50% πιθανότητες να έχει ο ίδιος VHL. Ο μόνος τρόπος για να καθοριστεί με βεβαιότητα αν κάποιος έχει VHL είναι μέσω του γενετικού ελέγχου του DNA. Πρόκειται για μία ανάλυση αίματος η οποία θα πρέπει να πραγματοποιηθεί σε ένα εργαστήριο το οποίο διαθέτει τον κατάλληλο εξοπλισμό και τα αντιδραστήρια για το γενετικό έλεγχο για το συγκεκριμένο σύνδρομο και διαθέτει την ανάλογη εμπειρία ή έχει πιστοποιηθεί για αυτό.

Εάν η εξέταση DNA ταυτοποιήσει τη μετάλλαξη στο γονίδιο VHL, τα αποτελέσματα είναι θετικά: και αυτό το πρόσωπο έχει VHL. Εάν η εξέταση DNA διαπιστώσει ότι τα δύο αντίγραφα του γονιδίου VHL είναι αμετάβλητα, η δοκιμή είναι αρνητική: αυτό το άτομο είναι απίθανο να έχει VHL. Υπάρχει πάντα κάποιο περιθώριο λάθους. Σε ένα εργαστήριο που κατέχει την απαιτούμενη εμπειρία, και πιστοποίηση, η πιθανότητα σφάλματος είναι κάτω από 1-2%, το οποίο θεωρείται αμελητέο εως φυσιολογικό. Όποιος είναι σε κίνδυνο για VHL και δεν έχει λάβει αρνητικό αποτέλεσμα του τεστ DNA θα πρέπει να συνεχίσει να ακολουθεί ένα τακτικό πρόγραμμα ελέγχου για να εξασφαλιστεί η έγκαιρη διάγνωση πιθανών προβλημάτων που σχετίζονται με το VHL .

Για να ξεκινήσει η εξέταση DNA σε μια οικογένεια, ένα άτομο στην οικογένεια με κλινική διάγνωση του συνδρόμου, δουλεύοντας με έναν γενετιστή ή γενετικό σύμβουλο, θα πρέπει να δώσει δείγμα αίματος για έλεγχο. Το εργαστήριο θα ελέγξει για να δει αν μπορεί να καθορίσει την αλλαγή στο γενετικό υλικό του προσώπου αυτού έχοντας αναλύσει πλήρως το γονίδιο VHL. Ίσως χρειαστεί σε ορισμένες περιπτώσεις το εργαστήριο να προβεί σε επιπλέον αναλύσεις για να διαπιστώθεί εάν υπάρχει κάποια μεγάλη απαλειφή τμήματος του γονιδίου VHL. Αν γίνει σωστά, αυτή η δοκιμή έχει μεγαλύτερη από 99% επιτυχία στην εξεύρεση μεταλλάξεων σε ασθενείς με μετάλλαξη στο γονίδιο VHL. Μόλις βρεθεί μία μετάλλαξη, η αλλαγή στο γονίδιο VHL αυτού του προσώπου θα είναι η ίδια με την αλλαγή που έχει περάσει μέσω της οικογένειας. Τώρα, ένα άλλο άτομο στην ίδια οικογένεια που δεν έχει κλινική διάγνωση VHL μπορεί να υποβάλει ένα δείγμα αίματος, και το εργαστήριο μπορεί να το ελέγξει για την ίδια μετάλλαξη. Αυτή η πρώτη δοκιμή στην οικογένεια γίνεται ένας οδικός χάρτης για τις επόμενες δοκιμές σε αυτή την οικογένεια.

Οι άνθρωποι που ελέγχθηκαν πριν από το έτος 2000, χρησιμοποιώντας μια μέθοδο που ονομάζεται «ανάλυση σύνδεσης» μπορεί να επιθυμούν να υποβληθούν εκ νέου στην εξέταση με χρήση της τεχνολογίας αλληλούχισης του DNA, ή πιο σύγχρονες μεθόδους, οι οποίες είναι πολύ πιο αξιόπιστες. Υπήρξαν περιπτώσεις όπου τα αποτελέσματα της ανάλυσης σύνδεσης είχαν αποδειχθεί ότι δεν είναι σωστά.

Για εκείνους που είναι οι πρώτοι στις οικογένειές τους με VHL, ή υιοθετημένοι ή για άλλους που δεν γνωρίζουν τους συγγενείς τους εξ αίματος, μπορεί η ανάλυση να πάρει λίγο περισσότερο χρόνο και να κοστίσει λίγο περισσότερο ώστε να μην δωθεί ένα αναμφίβολο αποτέλεσμα. Για εκείνους που βρίσκονται σε αυτήν την κατάσταση, είναι σημαντικό να επιλέξουν ένα εργαστήριο με ερευνητική εμπειρία στη μελέτη του VHL το οποίο θα μπορεί να κάνει μια πιο εμπεριστατωμένη ανάλυση.

Είναι σημαντικό να ξεκινήσει η εξέταση DNA μέσω ενός γενετιστή ή ενός γενετικού συμβούλου, για να εξασφαλιστεί μια διεξοδική συζήτηση του προσωπικού αντίκτυπου των αποτελεσμάτων, είτε είναι θετικά είτε αρνητικά, και να διερευνηθούν οι πιθανές επιπτώσεις σχετικά με την ασφάλισή του. Για να βρείτε ένα γενετιστή ή γενετικό σύμβουλο θα πρέπει να ανατρέξετε σε εξειδικευμένο προσωπικό σε νοσοκομείο ή ερευνητικό ίδρυμα. Μπορείτε να κάνετε αναζήτηση ανά ίδρυμα, χώρα, ή ταχυδρομικό κώδικα. Μεγάλα ιατρικά κέντρα θα έχουν συνήθως ένα τμήμα «γενετικής του καρκίνου.» Αν ναι, αυτό είναι το καλύτερο μέρος για να εκτιμήσει κανείς τον κίνδυνο για VHL.

Εάν μια υποψήφια μητέρα πρόκειται να κάνει γενετικό έλεγχο, μπορεί να ζητήσει να γίνει ειδικός έλεγχος για VHL μέσα στο φάσμα των εξετάσεων που θα γίνουν για το παιδί της, ιδιαίτερα εάν υπάρχει κάποιος άλλος που έχει εμφανίσει το σύνδρομο στην οικογένεια.

Ο κατάλογος των εργαστηρίων κλινικής εξέτασης που προσφέρουν πλήρη έλεγχο για VHL (συμπεριλαμβανομένων των μεγάλων απαλειφών) διατηρείται στο διαδίκτυο, στη διεύθυνσηhttp://genetests. org. Ο κατάλογος των εργαστηρίων δοκιμών DNA με στενές σχέσεις με ερευνητικές ομάδες συντηρείται από την VHLFA στη διεύθυνση http://vhl.org/dna.

Αν η διάγνωση του DNA σας είναι ασαφής, παρακαλούμε επικοινωνήστε με την VHL ALLIANCE για να συζητήσουμε περαιτέρω ώστε να εξεταστεί η δυνατότητα συμμετοχής σας σε μελέτη για να αποσαφηνιστεί η παρουσία ή όχι μετάλλαξης.

Επικοινωνήστε στο info@vhl.org.

Για την Ελλάδα επικοινωνήστε στις διευθύνσεις:yannouka@rrp.demokritos.gr (Κούλης Γιαννουκάκος) και florentia@rrp.demokritos.gr (Φλωρεντία Φωστήρα).

Koulis Yannoukakos
Molecular Diagnostics Laboratory
INRASTES, National Centre for Scientific Research
«Demokritos»
Aghia Paraskevi Attikis
15310 Athens
GREECE
email: yannouka@rrp.demokritos.gr
yannouka@gmail.com
phone: +302106503936
fax: +302106503829

ΤΟΜΕΑΣ 7 -
Λαμβανοντας αποτελεσματα
απο την εξεταση DNA

Όποιος είναι πρώτου ή δευτέρου βαθμού συγγενής με κάποιον που έχει VHL, είναι πιθανόν να έχει VHL. Πρώτου βαθμού συγγενείς είναι γονείς, παιδιά, αδέρφια/ες. Οι δεύτερης γενιάς συγγενείς είναι ξαδέρφια, θείοι, θείες,παπούδες, γιαγιάδες και τα εγγόνια ατόμων με VHL. Κάθε παιδί ενός ατόμου με VHL έχει πιθανότητα 50-50 να έχει VHL. Για να καταλάβει κανείς αν έχει ή όχι VHL, πρέπει να κάνει εξέταση DNA. Η εξέταση αυτή πρέπει να γίνεται μόνο σε εργαστήρια με τον κατάλληλο εξοπλισμό και αντιδραστήρια. Τέτοια εργαστήρια είναι μόνο όσα έχουν πιστοποιητικό CLIA, ή ένα άλλο ισοδύναμο πιστοποιητικό.

Αν η εξέταση DNA βρει μία μεταλλαξη στο γονίδιο, τότε λέμε οτι το αποτέλεσμα είναι θετικό και ότι αυτό το άτομο έχει VHL. Αν το τεστ βγει αρνητικό είναι σχεδόν απίθανο να έχει VHL. Υπάρχει πάντα περιθώριο λάθους. Στα πιστοποιημένα με CLIA εργαστήρια, τα περιθώρια λάθους είναι 1-2%, και είναι σχεδόν σίγουρο το αποτέλεσμα. Όποιος δεν έχει αρνητικό αποτέλεσμα πρέπει να συνεχίσει να κάνει προληπτικές απεικονίσεις.

Για να αρχίσει η εξέταση DNA σε μια οικογένεια, κάποιος απο την οικογένεια πρέπει να διαγνωσθεί με VHL και πρέπει να δώσει αίμα για εξετάσεις με την επίβλεψη ενός γιατρού ή γενετιστή. Το εργαστήριο πρέπει να καθορίσει την μετάλλαξη σε αυτό το άτομο κάνοντας ένα ολοκληρωμένο έλεγχο για το γονίδιο του VHL, που μερικές φορές συμπεριλαμβάνει συμπληρωματικά τεστ για να εξετάσει περισσότερες καταγραφές. Όταν γίνεται σωστά το τεστ έχει πάνω απο 99% επιτυχία στό να βρει μεταλλάξεις σε ασθενείς που όντως έχουν VHL.

Η μετάλλαξη σε ένα άτομο της οικογένειας παρέχει τον γονιδιακό χάρτη συνέχειας του VHL στην οικογένεια. Δηλαδή αν ένα άλλο μέλος της ίδιας οικογένειας έχει κληρονομήσει την νόσο (50% πιθανότητες όπως διευκρινίσαμε προηγουμένως) τότε η μετάλλαξη αυτού του ατόμου θα είναι ίδια με την αρχική οικογενειακή μετάλλαξη.

Πριν το 2000 η μοριακή διάγνωση του VHL βασιζόταν σε παλαιότερες μεθόδους όπως η << συνδεσμική ανάλυση>>. Ατομα που είχαν διαγνωσθεί με αυτήν την μέθοδο μπορούν να επανεξετασθούν, και αν θέλουν, χρησιμοποιώντας τις νέες μεθόδους που είναι ποιό αξιόπιστες. Υπήρξαν περιπτώσεις που η παλαιότερη μέθοδος αποδείχτηκε λανθασμένη.

Για τους ανθρώπους που βρέθηκαν πρώτοι στην οικογένεια να έχουν VHL, που έχουν υιοθετηθεί, ή που δεν έχουν άλλους συγγενείς, θα κοστίσει λίγο παραπάνω σε χρήμα και χρόνο ώσπου να ολοκληρωθεί σωστά ο έλεγχος. Τέτοια άτομα πρέπει να αποταθούν σε ένα εργαστήριο που θα μπορέσουν να έχουν πιο διεξοδικό έλεγχο.

Είναι σημαντικό να αρχίσουν το τεστ με έναν γενετιστή και να υπάρχει και ένας οικογενειακός σύμβουλος έτσι ώστε μέσα από συζήτηση να αντιμετωπίσουν τα αρνητικά ή θετικά αποτελέσματα με ασφάλεια.

Συνήθως τα μεγάλα νοσοκομεία έχουν τμήμα με γενετιστές σχετικούς με τον καρκίνο. Μπορείτε να συμβουλευτείτε την ιστοσελίδα www.nsgc.org.

Αν μια μελλοντική μητέρα έχει κάνει η πρόκειται

να κάνει κάποια γενετικά τεστ, τότε μπορεί να ζητήσει να συμπεριληφθεί και μια εξέταση για VHL σε αυτές τις γενετικές εξετάσεις, ειδικά όταν υπάρχει κάποιο άτομο με VHL, στην οικογένεια.

Η λίστα με τα συμβεβλημένα και έγκυρα εργαστήρια για τεστ VHL, βρίσκεται στο **http//genetests.org**. Η λίστα με τα DNA εργαστήρια, διατηρείται στο **http//vhl.org/dna.**

Αν η εξετασή σας δεν είναι ξεκάθαρη απευθυνθείτε στην **VHL FAMILY ALLIANCE** να συζητήσετε περαιτέρω και να συμμετάσχετε καθώς και να κατανοήσετε την κατάσταση.

Επικοινωνήστε με το hellas@vhl.org.

Ιατρική επιμέλεια:

Όθων Ηλιόπουλος, MD
Associate Professor of Medicine
Harvard Medical School
Massachusetts General Hospital Cancer Center
149 13th Street
Charlestown, MA 02129 USA

Phone: +1 (617) 724-3404

hellas@vhl.org

In English:

VHL Family Alliance
2001 Beacon Street, Suite 208
Boston, MA 02135 USA

Phone: +1 (617) 277-5667

info@vhl.org

http://vhl.org

ΤΟΜΕΑΣ 8 -
Τραπεζα δειγματων
συνεισφεροντας στην
ερευνα

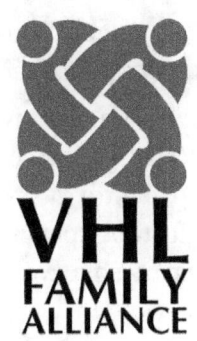

Θα θέλαμε να σας γνωστοποιήσουμε ότι προσπαθούμε συνεχώς να αυξήσουμε το επίπεδο της έρευνας για το VHL. Δεν είναι μόνο από ιατρική περιέργεια για το VHL αλλα για μια από τις πιο σημαντικές ασθένειες στην μελέτη του καρκίνου. Είναι η κύρια κληρονομική αιτία για τον καρκίνο του νεφρού. Ακόμη και στις σποραδικές περιπτώσεις του καρκίνου του νεφρού στον γενικό πληθυσμό, η ζημιά που έχει συμβεί στο γονίδιο VHL το οποίο εμπλέκεται εκ των προτέρων και για τον καρκίνο του νεφρού αλλά και για άλλους καρκίνους.

Ενώ υπολογίζεται ότι ένα άτομο στις 32.000 έχει VHL, εκτιμάται ότι στους 60.000 άνθρωπους το χρόνο στις ΗΠΑ μόνο που αναπτύσουν καρκίνο του νεφρού κάθε χρόνο, ο 75% που πάσχει από σαφές καρκίνωμα των νεφρικών κυττάρων, το 90% έχει αλλαγές στο γονίδιο VHL στους όγκους. Συνολικά δηλαδή 40.500 άτομα κάθε χρόνο με αρνητικό VHL έχουν καρκίνωμα των νεφρικών κυττάρων που προέρχεται από την διαταραχή του γονιδίου VHL.

Οι θεραπείες που χρειαζόμαστε καθώς και τα φάρμακα είναι τα ίδια.

Είναι επίσης η κύρια αιτία της γεννετικής των pheo αντιπροσωπεύοντας το 30% των περιπτώσεων. Γινεται επίσης με μεγάλο ενθουσιασμό εκτίμηση της γεννετικής οδού και της αλυσίδας γεγονότων που μπορεί να οδηγήσει σε pheo και να δώσει ενδείξεις για το πώς μπορεί να θεραπευτεί.

Δεδομένου ότι το επίπεδο της έρευνας αυξάνεται η ανάγκη για έρευση vhl ιστού επίσης αυξάνει.

Και εδώ είναι που μπορούμε να βοηθήσουμε. Η VHLfa alliance bank tissue, δημιουργήθηκε το 1995 και εργάζεται για την ενίσχυση της ώστε να είναι μια πηγή για τους ερευνητές. Ο ιστός που δοθηκε από ασθενείς έχει επιτελέσει ένα ορισμένο έργο.

Αν έχετε διαγνωστεί με VHL, και ενδέχεται να χειρουργηθείτε μπορείτε να βοηθήσετε την ερευνητική κοινότητα, δωρίζοντας κάθε μέρος από ιστό που αφαιρείται χειρουργικό στην Τράπεζα ιστών. Αν θα θέλατε να βοηθήσετε στην τράπεζα μπορείτε.

Όλες οι πληροφορίες αντιμετωπίζονται με απόλυτη εχεμύθεια.

Κάνετε απλά προεγγραφή, μια απλή διαδικασία πριν την χειρουργική επέμβαση. Θα δώσετε τα στοιχεία επικοινωνίας στον χειρουργό και την ημερομηνία της επέμβασης, και η τράπεζα ιστών θα προβεί σε όλες τις απαραίτητες ρυθμίσεις.

Ακόμα και αν έχετε προεγγραφεί οι ρυθμίσεις μπορούν να γίνουν επικοινωνόντας απλά και πάλι με την τράπεζα ιστών.

Δώστε ένα δώρο που μόνο εσείς μπορείτε, συμβάλλοντας έτσι στην προώθηση της έρευνας.

Οι ερευνητές θα αποστείλλουν τις αιτήσεις στην επιτροπή διαχείρισης της έρευνας,email επικοινωνίας research@vhl.org ή στο bank@vhl.org.

Παρακαλούμε συμπληρώστε τα στοιχεία που ζητούνται στα έντυπα των επόμενων σελίδων και επικοινωνήστε με την ομάδα στήριξης της χώρας σας στο hellas@vhl.org ή γράψτε απευθείας στο info@vhl.org .

Μια λίστα με τις ισχύουσες τράπεζες ιστών για τις διάφορες χώρες και περιοχές του κόσμου διατηρείται σε www.vhl.org/bank .

Φόρμα επικοινωνίας

Τράπεζα vhl ιστών έρευνα

Εγώ ο/η_____,θα ήθελα να εγγραφώ εγώ (ή κηδεμόνας για εξαρτώμενο μέλος) ως δότης για ιστό VHL στην Τράπεζα ιστών. Αυτή είναι η άδεια χορήγησης δωρεάς για την Τράπεζα VHL ιστών ώστε να καταβάλλουν κάθε δυνατή προσπάθεια να συντονιστεί η ανάκτηση του αφαιρεμένου χειρουργικά ιστού στο ανωτέρω όνομα του δότη.

Εάν επέλθει θάνατος (αντίστοιχα συμπληρώστε .... δέχομαι ή ....δεν δέχομαι) να χορηγηθεί . Όλοι οι ιστοί είναι δωρεά για την προώθηση έρευνας για την νόσο VHL.

Όνομα δότη

διεύθυνση _____

πόλη _____

χώρα _____Ταχ.κώδικας _____

ημερίσιο τηλέφωνο επικοινωνίας _____

απογευματινό   >> _____

πλησιέστερος συγγενής _____

διεύθυνση _____

πόλη _____

χώρα _____Ταχ.κώδικας _____

ημερίσιο τηλέφωνο επικοινωνίας _____

απογευματινό   >> _____

υπογραφή /δότη ή νόμιμου κηδεμόνα _____

ημερομηνία _____

Additional forms may be required by the Bank.
Παρακαλώ συμπληρώστε σύντομο ιατρικό ιστορικό

Σύντομο ιατρικό ιστορικό /Brief Medical History for the Tissue Bank

Ημερομηνία γέννησης _____(mm/dd/yyyy)

Φύλο _____ εθνικότητα _____

Έχετε διαγνωσθεί με vhl / Has the Donor been diagnosed as having VHL? ναι___ όχι___

Πότε έγινε η διάγνωση ? _____

_____

Έγινε test DNA   ναι___ όχι___

Που έγινε το τεστ _____

Αν ο ίδιος δεν έχετε διαγνωσθεί με vhl, μήπως έχει διαγνωσθεί κάποιος άλλος? ναι___ όχι___

Τα αποτελέσματα του DNA TEST αν είναι εφικτό

_____

Ηλικία πρώτης διάγνωσης _____

Ηλικία των πρώτων συμπτωμάτω_____

Πότε είχατε τα πρώτα συμπτώματα ? _____

_____

Ποιοι συγγενείς σας είχαν την νόσο ?_____

_____

Ποιες επεμβάσεις έχουν γίνει ?_____

_____

_____

_____

Μην διστάσετε να επικοινωνήσετε για οτιδήποτε περαιτέρω at http://www.vhl.org/bank or by contacting the VHL Family Alliance.

Feel free to include any further relevant information.

Please mail to: the VHL Tissue Bank for your region, found on the internet at http://www.vhl.org/bank or by contacting the VHL Family Alliance.

IMPORTANT: IN CASE OF SURGICAL EMERGEN-CY OR IN CASE OF DEATH, PLEASE NOTIFY THE TISSUE BANK IMMEDIATELY (ANY TIME, DAY OR NIGHT). TISSUE NOT RECOVERED WITHIN 24 HOURS CANNOT BE USED FOR RESEARCH.

ΤΟΜΕΑΣ 9 -
Μενοντας με τισ εξελιξεις

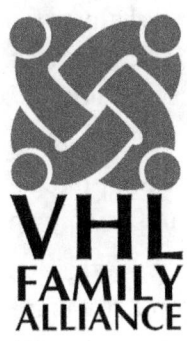

VHL
FAMILY
ALLIANCE

Ο κόσμος των φαρμάκων αλλάζει πολύ γρήγορα. Δουλεύοντας μαζί από το 1993 η κοινωνία του vhl – ασθενείς, γιατροί και επιστήμονες, έχουν κάνει άλματα ώστε να μάθουν πώς να διαχειρίζονται το vhl διατηρώντας καλή ποιότητα ζωής με υγεία.

Στην προσπάθεια να φτάσουμε οικογένειες και γιατρούς στην γλώσσα τους μια ομάδα από εθελοντές μεταφραστές έχουν δουλέψει σκληρά για να μεταφράσουν αυτό το βιβλίο σε ολοένα αυξανόμενο αριθμό γλωσσών. Γιαυτό τον λόγο έχουμε δουλέψει ώστε το βιβλίο να είναι όσο πιο έγκυρο γίνεται.

Όταν παρατηρήσετε ένα θέμα του vhl, θα χρειαστείτε τις τελευταίες πληροφορίες σχετικά με το πώς να διαχειριστείτε το θέμα – οι θεραπείες θα διαφέρουν από το που βρίσκεται, πόσο μεγάλο είναι,και ένα μεγάλο σύνολο χαρακτηριστικών που η ιατρική ομάδα που σας παρακολουθεί θα αξιολογήσει.

Αν χρειαστείτε βοήθεια να βρείτε πηγές ή δεύτερη γνώμη`μην διστάσετε να επικοινωνήσετε με την VHLfa alliance.

Το internet, εξυπηρετεί ώστε να σας βοηθήσει να βρείτε ότι χρειάζεστε, καλέστε το 1-800-767-4vhl, γραμμή χωρίς φόρο σε US, Kanada,Mexico, οι υπόλοιποι μπορείτε να γράψετε ή να απευθυνθείτε όπου επιθυμείτε από τις διευθύνσεις που υπάρχουν στο βιβλίο.

Παρακαλούμε μοιραστείτε ότι έχετε αποκομίσει και μπείτε στην δεξαμενή της υποστηρικτικής κοινότητας που είστε τώρα μέλος.

Γιατροί και επιστήμονες επίσης είναι ευπρόσδεκτοι στις γραμμές μας,ή στην επικοινωνία με κάθε κέντρο για συμβουλή ή ερώτηση σε κάθε περίπτωση.

Ελπίζουμε ότι θα βρείτε και το βιβλίο για τα παιδιά του 2009 υποβοηθητικό ώστε να μιλήστε στα παιδιά σας έστω κι αν δεν έχουν τα ίδια το σύνδρομο.

Επιτροπή γονέων και ειδικών δουλεύουν μαζί να φτιάξουν ένα βιβλίο δημιουργικό και ελπίζουμε επικοινωνιακό και για τα παιδιά επίσης.

Στο μέλλον τα παιδιά με το σύνδρομο δεν θα είναι όπως παλιά.οι άνθρωποι με vhl σήμερα παίζουν έναν ενεργό ρόλο στην διατήρηση της υγείας τους και έχουν καλύτερες ευκαιρίες και προοπτικές από πριν ώστε να ζήσουν μια γεμάτη και υγειή ζωή.

Ελπίζουμε ότι θα γίνεται ένα μέλος που θα βοηθήσει την κοινοτητά μας. Χρειαζόμαστε οικογένειες, φίλους, ιατρούς και ερευνητές ώστε να δουλέψουν μαζί μας ώστε όλοι μαζί να βρούμε μια θεραπεία.

Η αποστολή μας είναι

ΝΑ ΒΕΛΤΙΩΣΟΥΜΕ ΤΗΝ ΔΙΑΓΝΩΣΗ ΤΗΝ ΘΕΡΑΠΕΙΑ ΚΑΙ ΤΗΝ ΠΟΙΟΤΗΤΑ ΤΗΣ ΖΩΗΣ ΓΙΑ ΟΛΟΥΣ ΤΟΥΣ ΑΝΘΡΩΠΟΥΣ ΜΕ VHL.

Στηρίξτε την προσπαθειά μας!

EUROBANK ERGASIAS-ΤΑΧΥΔΡΟΜΙΚΟ
ΤΑΜΙΕΥΤΗΡΙΟ

IBAN GR 030260 6180 0002 0020 0270 293

<<ΟΙΚΟΓΕΝΕΙΑΚΗ ΣΥΜΜΑΧΙΑ ΚΑΤΑ ΤΗΣ ΝΟΣΟΥ
VHL ΕΛΛΑΔΟΣ>>
Ή VHLFA ALLIANCE GREECE

Βασιζόμαστε σε σας ώστε να ενισχυθούν οι προσπαθειές
και να βρεθεί σύντομα μια θεραπεία για το VHL.

Στείλτε μας μήνυμα με :

Όνομα : _____

Διεύθυνση : _____

Ταχ.κώδικα : _____

Mail στο hellas@vhl.org ,

    << ΟΙΚΟΓΕΝΕΙΑΚΗ ΣΥΜΜΑΧΙΑ ΚΑΤΑ ΤΗΣ ΝΟΣΟΥ
VHL ΕΛΛΑΔΟΣ>>.

Demokritos
National Centre for Scientific Research

MOLECULAR DIAGNOSTICS LABORATORY

Athens 29/10/2015

TO: Whom it may concern

von Hippel-Lindau (VHL) is a **Rare Hereditary Cancer Syndrome** associated with cerebellar, spinal, and medullary hemangioblastomas, retinal angiomas, renal cell carcinomas, and pheochromocytomas linked to inherited mutations of VHL gene. This disorder is rare (about one in 36000 livebirths) and is inherited as a highly penetrant autosomal dominant trait (ie, with a high individual risk of disease).

Carriers of the VHL mutations will develop several of the above malignancies at young age. The mean (range) age of onset for Retinal haemangioblastomas is 25 years (1–67), for Endolymphatic sac tumours 22yrs (12–50), for Craniospinal haemangioblastomas 33yrs (9–50), for Renal cell carcinoma 39yrs (16–67), for Phaeochromocytomas 30yrs (5–58), for Pancreatic tumour 36yrs (5-70).

The management of the various types of tumors in this disease **request a multidisciplinary approach involving many medical specialties** as well as geneticists, genetic counselors, psychologists and others.

Because of the progressive, diverse nature, and high frequency of multiple neoplasms in various organ systems, the management of the tumor types is complicated by the presence of others. **Comprehensive serial screening and routine scheduled follow-up are essential for proper care.**

Improved surveillance, earlier diagnosis of lesions by modern imaging and laboratory studies, improvements in treatment, and increased knowledge of this disease have improved prognosis and reduced the complications related to these tumors.

Relevant **literature** with the appropriate links is provided at the end of the letter.

Sincerely yours

Drakoulis Yannoukakos Ph.D.
Director of Research
Molecular Diagnostics Laboratory
INRASTES, National Centre for Scientific Research "Demokritos"
Aghia Paraskevi Attikis, 15310 Athens, GREECE
email: yannouka@rrp.demokritos.gr, yannouka@gmail.com
phone: +302106503936, fax: +302106524480

Literature

1. Foulkes WD. Inherited susceptibility to common cancers. N Engl J Med. 2008 Nov 13;359(20):2143-53
http://www.ncbi.nlm.nih.gov/pubmed/19005198

2. Garber JE, Offit K. Hereditary cancer predisposition syndromes. J Clin Oncol. 2005 Jan 10;23(2):276-92
http://www.ncbi.nlm.nih.gov/pubmed/15637391

3. Weitzel JN, Blazer KR, MacDonald DJ, Culver JO, Offit K. Genetics, genomics, and cancer risk assessment: State of the Art and Future Directions in the Era of Personalized Medicine. CA Cancer J Clin. 2011 Sep-Oct;61(5):327-59.
http://www.ncbi.nlm.nih.gov/pubmed/21858794

4. Lonser RR, Glenn GM, Walther M, Chew EY, Libutti SK, Linehan WM, Oldfield EH. von Hippel-Lindau disease. Lancet. 2003 Jun 14;361(9374):2059-67.
http://www.ncbi.nlm.nih.gov/pubmed/12814730

5. Bausch B, Jilg C, Gläsker S, Vortmeyer A, Lützen N, Anton A, Eng C, Neumann HP. Renal cancer in von Hippel-Lindau disease and related syndromes. Nat Rev Nephrol. 2013 Sep;9(9):529-38.
http://www.ncbi.nlm.nih.gov/pubmed/23897319

6. Maher ER, Neumann HP, Richard S. von Hippel-Lindau disease: a clinical and scientific review. Eur J Hum Genet. 2011 Jun;19(6):617-23.
http://www.ncbi.nlm.nih.gov/pubmed/21386872

7. Clark PE, Cookson MS. The von Hippel-Lindau gene: turning discovery into therapy. Cancer. 2008 Oct 1;113(7 Suppl):1768-78.
http://www.ncbi.nlm.nih.gov/pubmed/18800388

8. Nordstrom-O'Brien M, et al. Genetic analysis of von Hippel-Lindau disease. Human Mutation 2010; 31(5):521-37.
http://www.ncbi.nlm.nih.gov/pubmed/20151405

9. Linehan WM, et al. Hereditary kidney cancer: unique opportunity for disease-based therapy. Cancer. 2009; 115: 2252-61.
http://www.ncbi.nlm.nih.gov/pubmed/19402075

10. Ong KR, Woodward ER, Killick P, Lim C, Macdonald F, Maher ER. Genotype–Phenotype Correlations in von Hippel-Lindau Disease. Human Mutation 2007; 28(2),143-149.
http://www.ncbi.nlm.nih.gov/pubmed/17024664

ΤΟΜΕΑΣ 11 -
Ιατρικό λεξικό

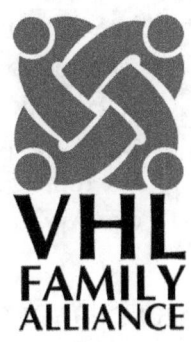

VHL
FAMILY
ALLIANCE

DNA= Δεσοξυριβουνουκλεικό οξύ . Αποτελεί το γενετικό υλικό που φτιάχνει τα χρωμοσώματα και τα γονίδια τους. Αποτελείται απο αλληλουχίες οι οπόίες καθορίζουν την λειτουργία του γονιδίου και συνεπώς την σύνθεση μιας πρωτείνης.

MIBG scan= Πρόκειται για τεχνική της πυρηνικής ιατρικής η οποία χρησιμοποιεί ραδιοισότοπα τα οποία απορρόφώνται απο τον ιστό του φαιοχρωμοκυτώματος. Μετα-ιωδο-βενζυλ γουανιδινη εγχέεται στον ασθενή πριν την πραγματοποίηση του scan, και έτσι το φαιοχρωμοκύτωμα φαίνεται πιο καθαρά στις διαγνωστικές εικόνες.

MLPA : είναι μια νεότερη , πιο αποτελεσματική και πιο ακριβή διαδικασία για την ανάλυση ενός δείγματος DNA . Καθορίζει εάν <<λείπει>> μια περιοχή του DNA.

PET : Τομογραφία μετάδοσης ποζιτρονίων, πρόκειται για ειδική τεχνική η οποία χρησιμοποιεί ραδιοενεργείς ουσίες μικρής διάρκειας ζώής παρέχοντας πληροφορίες για της μεταβολικές λειτουργίες των οργάνων του ανθρώπινου σώματος. Αυτή η τεχνική παράγει μια εικόνα τριών διαστάσεων και δείχνει το επίπεδο δραστηριότητας ορισμένων όγκων.

PMID: Πρόκειται για μια συντόμευση του PubMed ID, αριθμός άρθρου το οποίο βρίσκεται σε κατάλογο στο internet, http://www.pubmed.com. Για πχ για να βρει κάποιος το 18799446 πηγαίνει στο PubMed και ψάχνει τον αριθμό 18799446. Ο κατάλογος θα παρουσιάσει την περίληψη του άρθρου και θα υπάρχουν οδηγίες για το πως μπορεί να βρει κάποιος ολόκληρο το άρθρο στα Αγγλικά ή και σε άλλες γλώσσες.

ΑΚΤΙΝΟΛΟΓΟΣ: Ειδικός γιατρός ο οποίος ειδικεύεται στις διαγνωστικές τεχνικές επισκόπησης των εσωτερικών οργάνων και ιστών χωρίς χειρουργείο. Οι ακτινολογικές μέθοδοι περιλαμβάνουν την ακτινογραφία X-ray, την μαγνητική, την αξονική, τον υπέρηχο, τη αγγειογραφία και τα ραδιοισότοπα.

ΑΞΟΝΙΚΗ ΤΟΜΟΓΡΑΦΙΑ (CT): Πρόκειται για διαγνωστική δοκιμασία η οποία χρησιμοποιεί τις ακτίνες Χ και έναν υπολογιστή και σε ορισμένες περιπτώσεις μία σκιαγραφική ουσία. Ένα σύνολο εικόνων X-ray λαμβάνονται απο τον ιστό που μελετάται. Εν συνεχεία ο υπολογιστής μέσω προγραμμάτων υπολογίζει το μέγεθος και την πυκνότητα του όγκου του ιστού.

ΑΔΡΕΝΑΛΙΝΗ Η ΕΠΙΝΕΦΡΙΝΗ = Πρόκειται για μία ορμόνη η οποία παράγεται απο τον μυελό των επινεφριδίων ύστερα απο την διέγερση του ΚΝΣ σαν απάντηση στο στρες (πχ σε ερέθισμα θυμού, φόβου). Δρα αυξάνοντας την καρδιακή συχνότητα, την αρτηριακή πίεση, τη καρδιακή εξώθηση και τον μεταβολισμό των υδ/κων.

ΑΛΛΗΛΙΟ= Ένα απο τα 2 αντίγραφα κάθε γονιδίου. Σε άτομα με VHL, το ένα αντίγραφο του γονιδίου είναι παθολογικό σε όλα τα κύτταρα του σώματος ενώ το δεύτερο είναι φυσιολογικό.

ΑΓΓΕΙΟΓΡΑΦΙΑ = Μια εικόνα των αιμοφόρων αγγείων

σε μια συγκεκριμένη περιοχή του σώματος , συνήθως με ένεση με ειδική χρωστική ουσία στα αιμοφόρα αγγεία και λαμβάνοντας ακτίνες χ ή μαγνητική τομογραφία

ΑΓΓΕΙΩΜΑ : Μια ασυνήθιστη αύξηση που αποτελείται από αίμα ή λεμφαγγείων , σχηματίζοντας ένα καλοήθη όγκο, αιμαγγείωμα (αιμοφόρα αγγεία) ή λεμφαγγείωμα (λεμφαγγείων) . Η νόσος vhl δεν έχει αιμαγγειώματα με την αγκριβή έννοια του όρου. Οι VHL όγκοι είναι αιμαγγειοβλαστώματα (βλέπε παρακάτω).

ΑΓΓΕΙΩΜΑΤΩΣΗ: Άλλη ονομασία για το von Hippel-Lindau

ΑΣΥΜΠΤΩΜΑΤΙΚΟΣ: Ό ασθενής που δεν παρουσιάζει συμπτώματα

ΑΚΟΟΛΟΓΙΚΟ : Η μελέτη της ακοής . Συχνά αναφέρεται σε ένα τεστ ακοής (ακουόγραμμα) , η οποία καθορίζει την απώλεια ακοής .

ΑΚΟΥΟΜΕΤΡΙΚΗ : ακουομετρική εξέταση είναι μια εξέταση κατά την οποία η ακοή μετράται και αξιολογείται .

ΑΥΤΟΣΩΜΙΚΟΣ= Αυτός που δεν κληρονομείται με τα χρωμοσώματα του φύλου. Ο αυτοσωμικός τρόπος κληρονομικότητας είναι όταν το υπεύθυνο γονίδιο βρισκεται σε μη φυλετικό χρωμόσωμα και θεωρείται επικρατών όταν απαιτείται μόνο ένα αντίγραφο του γονιδίου για να προκληθεί ασθένεια.

ΑΙΜΑΓΓΕΙΩΜΑ :Καλοήθης όγκος σχηματιζόμενος απο την ανώμαλη ανάπτυξη των αγγείων .

ΑΙΜΑΓΓΕΙΟΒΛΑΣΤΩΜΑ: Καλοήθης όγκος του εγκεφάλου της σπονδυλικής στήλης ή του αμφιβληστροειδούς χαρακτηριζόμενος απο έντονη αγγείωση. απαντάται πολύ συχνά σε ασθενείς με VHL.

Η παρουσία του θέτει την υπόνοια για την νόσο.

ΑΜΦΙΒΛΗΣΤΡΟΕΙΔΗΣ: Πρόκειται για τον νευρικό ιστό που βρίσκεται στο πίσω μέρος του οφθαλμού, όπως το φιλμ συην κάμερα, το οποίο παίρνει την εικόνα κα την μεταδίδει στον έγκέφαλομέσω του οπτικού νεύρου. Αυτή η περιοχή τρέφεται απο ένα δίκτυο μικρών αγγείων

ΑΚΤΙΝΟΓΡΑΦΙΑ: Πρόκειται για μία διαγνωστική απεικονιστική μέθοδο κατά την οποία η ακτινοβολία περνάει μέσα απο το σώμα για να δημιουργήσει τις εικόνες των σκληρών ιστών (όπως τα οστά και τους στέρεους όγκους) και να τις αποτυπώσει σε ένα φωτογραφικό φιλμ.

ΒΙΟΛΟΓΙΚΟΙ ΔΕΙΚΤΕΣ= Χημικοί δείκτες στο αίμα ή στα ούρα οι οποίοι είναι μετρήσιμοι με διάφορα τεστ και χρησιμοποιούνται ως δείκτες προόδου της νόσου. Για πχ το PSA υποδηλώνει κατά πόσο ο αδένας του προστάτη είναι αυξημένος καθορίζοντας την ανάγκη διεξαγωγής περαιτέρω τεστ και θεραπείας.

ΒΛΑΒΗ: Πρόκειται για μία ανωμαλία δομική τοπική όπως το αγγείωμα.

ΓΑΔΟΛΙΝΙΟ : Πρόκειτα για σκιαγραφικό το οποίο χορηγείται με ένεση στον ασθενή πριν την μαγνητική τομογραφία ώστε να γίνουν καλύτερα ορατά τα αγγεία και να υπάρχει καλύτερη αντίθεση προκειμένου να διακρίνει ο ακτινολόγος παθολογικές δομές. πιο καθαρά.

ΓΑΣΤΡΟΕΝΤΕΡΟΛΟΓΟΣ: Ο γιατρός που έχει εξειδικευθεί στην διάγνωση και θεραπεία των διαταραχών του γαστρεντερικού σωλήνα συμπεριλαμβάνοντας τον οισοφάγο, το στομάχι , το λεπτό έντερο, το παχύ έντερο, το πάγκρεας, το ήπαρ, την χοληδόχο κύστη και το χοληφόρο σύστημα.

ΓΟΝΙΔΙΟ: Πρόκειται για θέση στο χρωμόσωμα όπου βρίσκεται μία συγκεκριμένη αλληλουχία DNA. Αλλαγές σε αυτή την αλληλουχία μπορούν να μεταφερθούν απο γενιά σε γενιά.

ΓΕΝΕΤΙΚΟΣ ΣΥΜΒΟΥΛΟΣ: Πρόκειται για έναν επαγγελματία υγείας (όχι γιατρός) ο οποίος εξειδικεύεται στις γενετικά κληρονομούμενες ασθένειες όπως το VHL και στην παρακολούθηση των οικογενειών που είναι φορείς. Η γενετική συμβουλή περιλαμβάνει την συζήτηση και ανάλυση του γενεαλογικού δένδρου και τα διαφορα διαγνωστικά τεστ.

ΓΕΝΕΤΙΣΤΗΣ: Ο γενετιστής είναι ο επιστήμονας ο οποίος εξειδικεύεται στην μελέτη των γονιδίων και στον τρόπο που επηρεάζουν την υγεία μας και στην θεραπεία των γονιδιακών διαταραχών.

ΓΟΝΙΔΙΩΜΑ: Είναι η ολόκληρη σειρά των γονιδίων ενός οργανισμού ή ενός είδους.

ΓΟΝΟΤΥΠΟΣ: : Το ζεύγος αλληλόμορφων (αντίγραφα του γονιδίου), ένα άτομο έχει σε ένα δεδομένο τόπο ή θέση (δύο αντίγραφα κάθε γονιδίου) ένα από αυτά τα αλληλόμορφα (αντίγραφα) κληρονομείται από τη μητέρα , το άλλο από τον πατέρα . Ο γονότυπος περιγράφει τη διαμόρφωση του τροποποιημένου γονιδίου.

ΓΡΑΦΗΜΑ : Ένα επίθημα που δηλώνει ότι μήνυμα ή μια εικόνα που έχει δημιουργηθεί . Για παράδειγμα, μία αγγειογραφία είναι μια εικόνα των αιμοφόρων αγγείων (αγγειοοίδημα) .

ΓΙΑΤΡΟΣ ΟΠΤΟΜΕΤΡΙΑΣ : (ΟΠ) είναι ένας επαγγελματίας υγείας που διαγιγνώσκει και αντιμετωπίζει τα προβλήματα υγείας των ματιών και της όρασης . Ορίζουν τα γυαλιά , τους φακούς επαφής

139

, αποκατάσταση χαμηλής όρασης, η θεραπεία με το όραμα και τα φάρμακα , μπορεί να εκτελέσει κάποιες χειρουργικές επεμβάσεις που δεν σχετίζονται με VHL .

ΔΙΑΦΟΡΙΚΗ ΔΙΑΓΝΩΣΗ = η επιλογή ανάμεσα σε διαφορετικές αιτίες (ασθένειες)που συνδέονται με ένα συγκεκριμένο ιατρικό εύρημα (πχ ένα σύπτωμα ή έναν όγκο). Πολλοί απο τους όγκους του συνδρόμου VHL συμβαίνουν και στον γενικό πληθυσμό ή και σε άλλα σύνδρομα.

ΔΙΕΙΣΔΥΤΙΚΟΣ: Περιγράφει μία ιατρική διεργασία η οποία απαιτεί την εισαγωγή ή διείσδυση στο σώμα.

ΦΑΙΝΟΤΥΠΙΚΗ ΔΙΕΙΣΔΥΣΗ: Εκφράζει την πιθανότητα που έχει η μετάλλαξη ενός γονιδίου να κάνει εμφανές το αποτελεσμά του. Το VHL γονίδιο έχει σχεδόν πλήρη διείσδυση (εάν κάποιος έχει το μεταλλαγμένο VHL γονίδιο, θα εμφανίσει σχεδόν σίγουρα κάποια εκδήλωση του συνδρόμου VHL κατά την διάρκεια της ζωής του), αλλά με ευρέως ποικίλλη έκφραση (η σοβαρότητα των εκδηλώσεων ποικίλλει).

ΕΥΡΗΣ ΣΥΝΔΕΣΜΟΣ: είναι ένα διπλωμένο φύλλο του ιστού σαν διπλωμένες κουρτίνες πάνω από την μήτρα, σάλπιγγες και τις ωοθήκες.

ΕΓΚΕΦΑΛΙΚΟ μερος : Το άνω ή κύριο τμήμα του εγκεφάλου, συχνά χρησιμοποιείται για να δηλώσει το σύνολο του εγκεφάλου.

ΕΚΤΟΜΗ = Σημαίνει αφαίρεση . Για πχ επινεφριδεκτομή -αφαίρεση επινεφριδίου

ΕΜΒΡΥΟΛΟΓΙΚΟΣ Όταν έχει να κάνει με την διαδικασία ανάπτυξης του βρέφους πριν τη γέννηση. Το έμβρυο σχηματίζεται απο ένα και μόνο κύτταρο απο το οποίο σχηματίζονται εν συνεχεία όλα τα όργανα και οι ιστοί. Όταν σχηματίζεται το έμβρυο , τα κύτταρα εξελίσσονται

ΕΝΔΟΚΡΙΝΟΛΟΓΟΣ = Ο ιατρός που εξειδικεύεται στην θεραπεία του ενδοκρινικού συστήματος, των ορμονών, και των αδένων όπως των επινεφριδίων. παγκρέατος, του θυρεοειδούς κτλ.

ΕΝΔΟΛΥΦΑΤΙΚΟΙ ΣΑΚΚΟΙ: Το άκρο του αγωγού που συνδέεται με τα ημικυκλικά κανάλια του εσωτερικού αυτιού .

ΕΚΠΥΡΗΝΩΣΗ = αναφέρεται κυρίως στον νεφρό ή το πάγκρεας και αφορά απομάκρυνση ενός όγκου με φυσιολογικά όρια ιστού ώστε να εξασφαλισθεί ότι όλος ο μη φυσιολογικός ιστός έχει απομακρυνθεί. Στην οφθαλμολογία, η εκπυρήνωση σημαίνει αφαίρεση ενός οφθαλμού και μπορεί να συμβεί σε περιπτώσεις αποκόλλησης του αμφιβληστροειδούς με επιδείνωση της όρασης. Η τοποθέτηση προσθετικού οφθαλμού μπορεί να έχει ένα καλό αισθητικό αποτέλεσμα.

ΕΠΙΔΙΔΥΜΙΔΑ : Ένας αδένας που βρίσκεται πίσω από τον όρχι , στο όσχεο σχετικά με την πορεία των σπερματικών πόρων , το σκάφος που μεταφέρει το σπέρμα από τον όρχι στον αδένα του προστάτη , και είναι σημαντικό για την ωρίμανση του σπέρματος , την κινητικότητα και την αποθήκευση

ΕΠΙΝΕΦΡΙΝΗ = αδρεναλίνη

ΕΠΙΝΕΦΡΙΔΙΑ = ζευγάρι αδένων εντοπισμένα στην κορυφή των νεφρών τα οποία παράγουν επινεφρίνη (αδρεναλίνη) σε κατάσταση στρες ή διεγέρσης

ΕΝΤΟΠΙΖΩ-ΒΡΙΣΚΩ,Οι γιατροί χρησιμοποιούν αυτό τον όρο για να βρίσκουν ακριβώς που είναι η θέση του όγκου. Για παράδειγμα τα φαιοχρωμοκύτωματα μπορεί να βρίσκονται οπουδήποτε από τον λοβό του αυτιού μέχρι την βουβωνική χώρα.

ΕΙΔΙΚΟΣ ΤΟΥ ΑΜΦΙΒΛΗΣΤΡΟΕΙΔΟΥΣ:. Είναι ο οφθαλμίατρος ο οποίος ειδικεύεται στη θεραπεία των νοσημάτων του αμφιβληστροειδούς

ΕΞΕΤΑΣΗ ΠΡΟΛΗΠΤΙΚΗ: Είναι ένα σύνολο εξετάσεων οι οποίες πραγματοποιούνται πριν την εμφάνιση των συμπτωμάτων, για να επιβεβαιωθεί ότι δεν υπάρχουν πρόωρα συπμτώματα νόσου. Είναι καλύτερο να γίνεται πριν την εμφάνιση συμπτωμάτων

ΕΜΒΟΕΣ : σε ένα ή και στα δύο αυτιά . θορυβώδης ή με συριγμό .

ΗΠΑΡ: Πρόκειται για ένα μεγάλο όργανο στην δεξιά πλευρά της κοιλιακής χώρας το οποίο έκκρινει χολή και είναι δραστική στην ρύθμιση διαφόρων σταδίων στον μεταβολισμό των τροφίμων ώστε να χρησιμοποιηθούν καλύτερα στο μέλλον.

ΘΕΡΑΠΕΙΑ ΜΕ LASER: Πρόκειται για την στιγμιαία χρήση μίας ακτινοβολίας προκειμένου να γίνει ένας μικροσκοπικός καθετηριασμός ή καψίματπος

ΘΗΛΩΔΕΣ : με σχήμα θηλής, ιατρικός όρος που περιγράφει μορφολογία (πχ όγκου)

ΙΛΙΓΓΟΣ: Πρόκειται για το αίσθημα ζαλάδας ή απώλειας της ισορροπίας και ανικανότητας να περπατήσει σε μία ευθεία γραμμή .

ΚΥΣΤΗ = Κοιλότητες γεμάτες με υγρό οι οποίες μπορεί να σχηματιστούν στους φυσιολογικούς ιστούς ή μπορεί να αναπτυχθούν σε φλεγμαίνοντες ιστούς.

ΚΑΛΟΗΘΗΣ ΟΓΚΟΣ =Πρόκειται για μία ανώμαλη ανάπτυξη η οποία δεν είναι καρκίνος και δεν επεκτείνεται σε άλλα όργανα του σώματος. Ο όρος καλοήθεια δεν σημαίνει οτι είναι αβλαβές αλλά οτι δεν επεκτείνεται και σε άλλα όργανα.

ΚΑΡΚΙΝΟΣ = Πρόκειται για έναν γενικό όρο ο οποίος χρησιμοποιείται για περισσότερες απο 100 ασθένειες. Υποδηλώνει ανώμαλη και γρήγορη κυτταρική ανάπτυξη

ΚΑΤΕΧΟΛΑΜΙΝΕΣ= Προέρχονται απο την αδρεναλίνη και ανευρίσκονται στα ούρα και στο αίμα. Οι μετρήσεις τους χρησιμοποιούνται σαν τεστ για το φαιοχρωμοκύτωμα. Ιδιαίτερα σημαντικά για τη νόσο VHL είναι τα ελεύθερα κλάσματα μετανέφρινης και κυρίως νορμετανεφρίνες.

ΚΩΔΙΚΟΝΙΟ= Είναι μια τριπλέτα αποτελούμενη απο 3 βάσεις στο μόριο DNA και η οποία κωδικοποίει ένα αμινοξύ απο μια πρωτείνη

ΚΡΥΟΘΕΡΑΠΕΙΑ : Μια μέθοδος που σταματά την ανάπτυξη των ιστών με την κατάψυξή τους . Χρησιμοποιείται συνήθως για αγγειόματα αμφιβληστροειδούς.

ΚΛΗΡΟΝΟΜΙΚΟ: Είναι κάτι που κληρονομούμε απο τα γονίδια των γονέων μας και δεν οφείλεται σε λοίμωξη ή σε κάποιο επίκτητο συμβαν κατά την διάρκεια της ζωής μας.

ΚΑΚΟΗΘΗΣ (Καρκινωματώδης). Καρκινικά κύτταρα τα οποία διασπείρονται στο αίμα ή στο λεμφικό σύστημα και δημιουργούν νέα κακοήθεια σε άλλα μέη του σώματος.

ΚΑΡΚΙΝΟΣ ΝΕΦΡΙΚΩΝ ΚΥΤΤΑΡΩΝ: Καρκίνος των νεφρών

ΛΑΠΑΡΟΣΚΟΠΗΣΗ : - Λαπαροσκόπηση : Μια τεχνική για την εκτέλεση μιας χειρουργικής διαδικασίας μέσα από σχισμές στο δέρμα με τη χρήση ειδικών χειρουργικών ανιχνευτών , αντί να κάνει μια μεγάλη τομή . Ανάλογα με τη θέση του όγκου και της έκτασης της διαδικασίας , η χρήση αυτής της τεχνικής μπορεί να είναι ή να μην είναι δυνατή .

ΜΑΓΝΗΤΙΚΗ ΤΟΜΟΓΡΑΦΙΑ Πρόκειται για μια απεικονιστική τεχνική όπου η μαγνητική ενέργεια χρησιμοποιείται για να εξετασθούν ιστοί του ανθρώπινου σώματος και η πληροφορία χρησιμοποιείται απο έναν υπολογιστή ο οποίος δημιουργεί εικόνα.

ΜΕΤΑΝΕΦΡΙΝΕΣ : Αποτελούν μεταβολικά προιόντα της αδρεναλίνης τα οποία εντόπίζονται στα ούρα ή στο αίμα και οι μετρήσεις τους αποτελούν εξετάσεις για το φαιοχρωμοκύρωμα. Οι δοκιμασίες μέτρησεις κλασμάτων των μετανεφρινών χωρίζουν τις μετανεφρίνες σε δύο βασικά μέρη- τις μετανεφρίνες και τις νορμετανεφρίνες και τις μετρούν ξεχωριστά. Ο πιο ειδικός δείκτης μέτρησης για τα φαιχρωμοκυτώματα στο σύνδρομο VHL είναι οι νορμετανεφρίνες. Οι μετρήσεις διαφέρουν για τα φαιοχρωμοκυτώματα άλλων συνδρόμων.

ΜΕΤΑΣΤΑΤΙΚΟ: Κάτι το οποίο διασπείρεται από ένα τμήμα του σώματος σε άλλο. Όταν τα καρκινικά κύτταρα κάνουν μεταστάσεις και σχηματίζουν δεύτερους όγκους, τα κύτταρα αυτών των μεταστατικών όγκων μοιάζουν με αυτά των αρχικών όγκων. Συνεπώς εάν κύτταρα νεφρού βρεθούν στην σπονδυλική στήλη τότε ξέρουμε ότι αποτελούν μετάσταση απο τον νεφρό.

ΜΕΤΑΛΛΑΞΗ Πρόκειται για μία παθολογική αλλαγή στις αλληλουχίες του DNA οι οποίες κωδικοποιούν ένα γονίδιο.

ΜΥΕΛΟΓΡΑΜΜΑ : μία διαγνωστική διαδικασία, η οποία δημιουργεί μια εικόνα του νωτιαίου μυελού . Μια χρωστική ουσία εγχέεται εντός του σπονδυλικού σωλήνα , και παίρνουμε ακτίνες Χ του νωτιαίου μυελού .

ΜΙΚΡΟΚΥΣΤΙΚΑ ΑΔΕΝΩΜΑΤΑ : Καλοήθεις όγκοι που αποτελούνται απο συστάδες κύστεων. στους ασθενείς με VHL απαντώνται στο πάγκρεας, στον ευρή σύνδεσμο ή στο εσωτερικό αυτί.

ΝΕΦΡΟΙ= Πρόκειται για ένα ζεύγος οργάνων στον οπίσθιο χώρο της κοιλιακής χώρας τα οποία διηθούν τα απόβλητα του αίματος και τα απομακρύνουν απο το σώμα μέσω των ούρων.

ΝΕΟΠΛΑΣΙΑ: σημαίνει μη φυσιολογικό πολλαπλασιασμό κυττάρων που σχηματίζουν μια μάζα (όγκο). Μπορεί να είναι καλοήθης ή κακοήθης (καρκίνος).

ΝΕΑ ΥΠΟΘΕΣΗ * DE NOVO= όταν κάτι δημιουργείται για πρώτη φορά, εκ του μη έχοντος.

ΝΕΦΡΕΚΤΟΜΗ Αφαίρεση ολόκληρου ή ενός τμήματος του νεφρού.

ΝΕΥΡΟΕΝΔΟΚΡΙΝΗΣ: Αναφέρεται στην αλληλεπίδραση μεταξύ του νευρικού συστήματος και του ενδοκρινικού συστήματος το οποίο παράγει ορμόνες. Ο όρος νευροενδοκρινές περιγράφει συγκεκριμένα κύτταρα τα οποία απελευθερώνουν ορμόνες σαν απάντηση στην διέγερση του νευρικού συστήματος. Στους VHL τέτοια κύτταρα εντοπίζονται στα φαιοχρωμοκυτώματα και στους παγκρεατικούς νευροενδοκρινείς όγκους

ΝΕΥΡΟΛΟΓΟΣ: Ειδικός γιατρός ο οποίος εξειδικεύεται στην μη χειρουργική αντιμετώπιση του νευρικού συστήματος , του εγκεφάλου, της σπονδυλικής στήλης και των περιφερικών νεύρων

ΝΕΥΡΟΧΕΙΡΟΥΡΓΟΣ: Πρόκειται για τον γιατρό ο οποίος εξειδικεύεται στην χειρουργική αντιμετώπιση του νευρικού συστήματος, του εγκεφάλου, της σπονδυλικής στήλης και των περιφερικών νεύρων .

ΝΕΥΡΟ ΩΤΟΡΥΝΟΛΑΡΥΓΓΟΛΟΓΟΣ : Ένας γιατρός που ειδικεύεται στη δομή και τη λειτουργία του εσωτερικού αυτιού , τις νευρικές συνδέσεις του με τον εγκέφαλο και τη διαχείριση των ασθενειών της βάσης του κρανίου . (ΩΡΛ), ο οποίος έχει υποστεί πρόσθετη εκπαίδευση στον τομέα αυτό και συνήθως

145

λειτουργεί σε συνδυασμό με μια ομάδα ειδικών , συμπεριλαμβανομένων άλλων ωτορινολαρυγγολόγοι , νευρολόγους και νευροχειρουργούς .

ΝΟΡΑΔΡΕΝΑΛΙΝΗ= Μεταβολίτης της αδρεναλίνης η οποία παράγεται απο τον μεταβολισμό της αδρεναλίνης ή απο την επεξεργασία της απο το ανθρώπινο σώμα.

ΝΟΡΜΕΤΑΝΕΦΡΙΝΗ: Ο μεταβολίτης της μετανεφρίνης ο οποίος παράγεται απο τον μεταβολισμό της μετανεφρίνης απο το ανθρώπινο σώμα.

ΟΦΘΑΛΜΙΑΤΡΟΣ . Ο ειδικός που εξειδικεύεται στις ασθένειες των οφθαλμών.

ΟΥΡΟΛΟΓΟΣ: Πρόκειται για τον ειδικό ιατρό ο οποίος έχει ειδικευθεί για την χειρουργική ή μη χειρουργική αντιμετώπιση των νεφρών, της ουροδόχου κύστεως και των αντρικών γεννητικών οργάνων, συμπεριλαμβανομένων του δομών του πέους και του οσχεου.

ΟΙΚΟΓΕΝΗΣ= Όταν συμβαίνει σε επίπεδο οικογενειών, δηλαδή κληρονομικός.

ΟΓΚΟΛΟΓΟΣ: Ο ειδικός που εξειδικεύεται στην θεραπεία διαφόρων μορφών καρκίνου.

ΟΓΚΟΣ: Μία ανώμαλη ανάπτυξη συμπαγής η οποία μπορεί να είναι καλοήθης ή και κακοήθης.

ΠΑΡΕΓΚΕΦΑΛΙΔΑ= Πρόκειταl για σχηματισμό στην βάση του κρανίου ο οποίος είναι απαραίτητος για τον συγχρονισμό κινήσεων , της ισσοροπίας και της στασης.

ΠΥΚΝΟΤΗΤΑ = Αναφέρεται στην ποιότητα ενός ιστού να είναι μαλακή ή σκληρή. Ο μυς είναι λίγοτερο πυκνός απο το οστό, μία κοιλότητα με υγρό είναι λιγότερο πυκνή απο ότι ένας σκληρός όγκος.

ΠΡΟΛΗΠΤΙΚΟΣ ΕΛΕΓΧΟΣ : Τακτική παρακολούθηση με βιοχημικές εξετάσεις αίματος ή απεικονιστικές εξετάσεις (μαγνητική τομογραφία) που αποσκοπεί στην εντόπιση των όγκων που συνδέονται με την νόσο VHL πριν την εκδήλωση συμπτωμάτων.

ΠΥΡΗΝΙΚΗ ΙΑΤΡΙΚΗ: Ιατρική ειδικότητα η οποία ασχολείται με την διάγνωση και θεραπεία η οποία περιλαμβάνει την χρήση ραδιενεργών ισοτόπων

ΠΑΓΚΡΕΑΣ: ΄Αδένας κοντά στο στομάχι ο οποίος εκκρίνει πεπτικά ένζυμα στο λεπτό έντερο και επίσης εκκρίνει τη ινσουλίνη στο αίμα η οποία είναι απαραίτητη για την ρύθμιση των επιπέδων γλυκόζης στο αίμα.

ΠΑΓΚΡΕΑΤΙΚΟΙ ΟΓΚΟΙ - PNET (Παγκρεατικός νευροενδοκρινής όγκος). Πρόκειται για για όγκο των κυττάρων των νησιδίων του παγκρέατος ο οποίος μπορεί να εκκρίνει ορμόνες όταν είναι ενεργός.

ΠΑΓΚΡΕΑΤΙΤΙΔΑ :Φλεγμονή του παγκρέατος

ΠΑΡΑΓΑΓΓΛΙΩΜΑ: Πρόκειται για φαιοχρωμοκύτωμα εκτός του αδένα των επινεφριδίων το οποίο επίσης ονομάζεται εξωεπινεφριδιακό φαιοχρωμοκύτωμα ('Εξω σημαίνει εκτός). Παραγαγγλίωμα είναι ο όρος ο οποίος αναφέρεται στα φαιοχρωμοκυτώματα της κεφαλής και του αυχένα.

ΡΑΔΙΟΣΥΧΝΟΤΗΤΕΣ (RFA) : Μια επεμβατική ιατρική πράξη όπου μια ειδική βελόνα εισάγεται μέσα στον όγκο με σκοπό να μεταβιβάσει θερμότητα που καίει τον όγκο,

ΣΗΜΕΙΟ ΚΛΙΝΙΚΟ: Κλινική ένδειξη που γίνεται αντιληπτή κατά την ιατρική εξέταση ή ένα σύμπτωμα. Το σημείω υποδηλώνει μια ή **περισσότερες παθήσεις.**

ΣΠΟΡΑΔΙΚΟ= ότι συμβαίνει τυχαία σε έναν γενικό πληθυσμό. Δεν οφείλεται στην κληρονομικότητα

ΣΥΜΠΑΘΗΤΙΚΟ ΝΕΥΡΙΚΟ ΣΥΣΤΗΜΑ Αποτελεί ένα συνολο δομών τα οποία μεταδίδουν μηνύματα απο το κεντρικό νευρικό σύστημα στα διάφορα όργανα. Ο αδένας του επινεφριδίου είναι ο μεγαλύτερος αδένας αυτού του συστήματος , αλλά υπάρχουν και μικρότερα γάγγλια τα οποία εκτείνονται απο τις βουβωνικές χώρες μέχρι και τον λοβό των αυτιών και απο τις 2 πλευρές του σώματος.

ΣΥΜΠΤΩΜΑ: Ένα αίσθημα ή κάποιο άλλο υποκειμενικό παράπονο που να υποδεικνύει κάποια ιατρική ένδειξη

ΣΥΜΠΤΩΜΑΤΙΚΟΣ: Οταν ο ασθενής παρουσιάζει κάποια συμπτώματα

ΣΥΝΔΡΟΜΟ Ένα συνολο σημείων και συμπτωμάτων τα οποία σχετίζονται με μία νόσο.

ΣΥΡΙΓΓΙΟ: Μία κοιλότητα με υγρό, σαν μία κύστη, η οποία εντοπίζεται όμως μέσα στην σπονδυλική στήλη παίρνοντας το σχήμα ενός επιμηκυσμένου σωλήνα κατά μήκος ή μέσα στην σπονδυλική στήλη.

ΣΠΛΑΧΝΑ: Οποιοδήποτε όργανο μέσα στην περιοχή της κοιλιάς συμπεριλαμβανομένων των νεφρών, του ήπατος, του παγκρέατος και των επινεφριδίων.

ΤΡΙΧΟΕΙΔΗ: Τα μικρότερα αγγεία στο σώμα τα οποία θρέφουν τα κύτταρα.

ΥΠΕΡΝΕΦΡΩΜΑ = Πρόκειται για όγκο των νεφρών ο οποίος περιέχει καρκινικά κύτταρα. Ο πιο σύγχρονος όρος είναι νεφροκυτταρικός καρκίνος.

ΥΠΕΡΗΧΟΓΡΑΦΗΜΑ: Πρόκειται για διαγνωστική τεχνική η οποία παρέχει εικόνες για τα εσωτερικά όργανα και δομές. Λειτουργεί όπως το ρανταρ που χρησιμοποιείται απο τα υποβρύχια και το οποίο παράγει ηχητικά κύματα προς ένα αντικείμενο ενώ με τη βοήθεια ενός υπολογιστή συλλέγει τα ηχητικά κύματα που παράγονται.

ΦΑΛΛΟΠΕΙΑΝΟΣ ΣΩΛΗΝΑΣ = Επέκταση της μήτρας που αποτελεί δίοδο για την μεταφορά ωοθυλακίων απο την ωοθήκη στην μήτρα.

ΦΛΟΥΡΟΑΓΓΕΙΟΓΡΑΦΙΑ = Πρόκειτα για αγγειογραφία του αμφιβληστροειδούς η οποία πήρε το όνομα της απο την σκιαγραφική ουσία που χρησιμοποιείται . Αυτή η διαδικασία παράγει μία εικόνα των αγγείων του αμφιβληστροειεδούς , κάποιες φορες σε βίντεο με κίνηση ώστε ο οφθαλμίατρος να μπορεί να εξετάσει τα αγγεία και την αίμα κίνηση του αίματος μέσα σε αυτά.

ΦΑΙΝΟΤΥΠΟΣ: Η κλινική έκφραση ενός ειδικού γονότυπου, όπως για πχ το σύνολο των VHL συμπτωμάτων που μπορεί να εμφανίσει ένα άτομο. Ο ίδιος γονότυπος μπορεί να εκφραστεί διαφορετικά απο ένα άτομο στο άλλο εξαιτίας διαφορών σε άλλα γονίδια ή και σε περιβαλλοντικές αλλαγές.

ΦΑΙΟΧΡΩΜΟΚΥΤΩΜΑ Πρόκειται για όγκο του επινεφριδίου το οποίο προκαλεί την έκκριση απο τον αδένα των επινεφριδίων, μεγάλης ποσότητας αδρεναλίνης , η οποία μπορεί να είναι επιβλαβής για την καρδιά και τα αγγεία. Τα φαιοχρωμοκυτώματα μπορουν επίσης να εντοπισθούν και εκτός των επινεφριδίων και επίσης κάποιος μπορεί να έχει περισσότερα απο δύο. Εκτός επινεφριδίων ονομάζονται παραγαγγλιώματα.

ΧΡΩΜΟΣΩΜΑ = Σύνολο γενετικού υλικού το οποίο περιλαμβάνει ένα γονίδια τα οποία εμπεριέχουν όλες τις απαραίτητες πληροφορίες για τα είδη . Το ανθρώπινο είδος έχει 23 ζεύγη χρωμοσώματων. Κάθε χρωμοσώμα απο το ζεύγος περιέχει ένα αντίγραφο απο κάθε γονίδιο εκ των οποίων το ένα είναι μητρικής προέλευσης και το άλλο πατρικής προέλευσης.

ΤΟΜΕΑΣ 12 - Ετοιμάστηκε από ...

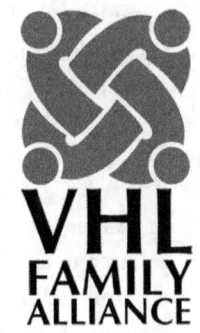

VHL FAMILY ALLIANCE

Η πρωτότυπη διεθνής Αγγλική έκδοση πραγματοποιήθηκε από μέλη της VHL Family Alliance,

-εκδόθηκε από την Joyce Wilcox Graff

Με την ευγενική βοήθεια των

Lloyd M. Aiello, M.D., Beetham Eye Institute, Joslin Diabetes Center, Boston, Massachusetts

Lloyd P. Aiello, M.D., Ph.D., Beetham Eye Institute, Joslin Diabetes Center, Boston, Massachusetts

Marie Luise Bisgaard, Institute for Molecular Medicine, University of Copenhagen, Denmark

Gennady Bratslavsky, M.D., Urology, State University of New York Upstate Medical University, Syracuse, New York

Michael Brown, O.D., Veterans Administration, Huntsville, Alabama

Jerry D. Cavallerano, Ph.D., Optometry, Joslin Diabetes Center, Boston, Massachusetts

Emily Y. Chew, M.D., Ophthalmology, National Eye Institute, Bethesda, Maryland

Daniel Choo, M.D., Otolaryngology, Children's Hospital Medical Center, Cincinnati, Ohio

Debra L. Collins, M.S., Department of Genetics, University of Kansas Medical Center, Kansas City

Maria Czyzyk-Krzeska, Ph.D., Vontz Center for Molecular Studies, University of Cincinnati Medical Center, Cincinnati, Ohio

Molly Daniels, M.S., C.G.C., Clinical Cancer Genetics, M.D. Anderson Cancer Center, Houston, Texas

Jochen Decker, M.D., Ph.D., Oncology, Johannes Gutenberg University of Mainz, Germany

Graeme Eisenhofer, Ph.D., Neurochemistry, University of
    Dresden, Germany
Yasser El-Sayed, M.D., Obstetrics, Stanford University Medical
    Center, Palo Alto, California
Joal Fischer, M.D. and Tina B. Farney, SupportWorks, Charlotte,
    North Carolina
Rachel Giles, Ph.D., Nephrology, University Medical Center,
    Utrecht, The Netherlands, and President of the Dutch VHL
    Family Alliance
Vincent Giovannucci, O.D., medical cartoonist, Auburn,
    Massachusetts
Gladys M. Glenn, M.D., Ph.D., Cancer Epidemiology and
    Genetics, National Institutes of Health, Bethesda, Maryland
James Gnarra, Ph.D., Urology and Pathology, University of
    Pittsburgh, Pittsburgh, Pennsylvania
Michael B. Gorin, M.D., Ophthalmology, University of Southern
    California, Los Angeles, California
Jane Green, M.S., Ph.D., Community Medicine, Health Sciences
    Center, St. John's, Newfoundland, Canada
David J. Gross, M.D., Endocrinology, Hadassah-Hebrew University
    Medical Center, Jerusalem, Israel
Tina Gruner, R.D., C.D.E., Mountain View Medical Associates,
    Madras, Oregon
Pascal Hammel, M.D., Gastroenterology, Hôpital Beaujon, Clichy,
    France
Adrian Harris, M.D., Ph.D., Cancer Research, Churchill Hospital,
    Oxford, England, UK
Yujen Edward Hsia, M.D., Medical Genetics, Retired, Honolulu,
    Hawaii
Tien Hsu, Ph.D., Hematology and Medical Oncology, Boston
    University School of Medicine, Boston, Massachusetts
Howard Hughes Medical Institute, Chevy Chase, Maryland
Othon Iliopoulos, M.D., Familial Renal Cell Cancer Program,
    Massachusetts General Hospital, Boston, Massachusetts
G. P. James, M.S., Medical writer, and Frank James, Illustrator,
    Springfield, Ohio
Eric Jonasch, M.D., Urologic Oncology, M.D. Anderson Cancer
    Center, Houston, Texas

William G. Kaelin, Jr., Genetics, Dana-Farber Cancer Institute, Boston, Massachusetts

Jeffrey Kim, M.D., Neurotology, Georgetown University Medical Center, Washington, D.C., and National Institute of Neurological Disorders and Stroke, Bethesda, Maryland

James M. Lamiell, M.D., Clinical Investigation Regulatory Office, Retired, Fort Sam Houston, Texas

Jacques W. M. Lenders, M.D., Internal Medicine, St. Radboud University Hospital, Nymegen, the Netherlands

Richard Alan Lewis, M.D., M.S., Ophthalmology, Pediatrics and Genetics, Cullen Eye Institute, Baylor College of Medicine, Houston, Texas

John Libertino, M.D., Urology, Lahey Clinic, Burlington, Massachusetts

Steven K. Libutti, M.D., Director, Einstein-Montefiore Center for Cancer Care, New York, New York

W. Marston Linehan, Chief, Urologic Oncology, National Cancer Institute, Bethesda, Maryland

Cornelius J. M. Lips, M.D., Retired, University Hospital, Utrecht, the Netherlands.

Joseph A. Locala, M.D., Psychiatry and Psychology, Cleveland Clinic Foundation, Cleveland, Ohio

Russell R. Lonser, M.D., Surgical Neurology Branch, National Institute of Neurological Disorders and Stroke, Bethesda, Maryland

Eamonn R. Maher, M.D., Medical Genetics, University of Birmingham, Birmingham, England, U.K.

Patrick Maxwell, M.D., Ph.D., Nephrology, University College London, England, UK

Ian McCutcheon, M.D., FRCSC, Neurosurgery, M.D. Anderson Cancer Center, Houston, Texas

Scott McLean, M.D., Genetics, San Antonio Genetics, San Antonio, Texas

Virginia V. Michels, M.D., Medical Genetics, Mayo Clinic, Rochester, Minnesota

Alessandra Murgia M.D. Ph.D., Pediatrics and Genetics, University of Padua, Italy

Haring J.W. Nauta, M.D., Ph.D., Neurosurgery, Retired, University of Texas, Galveston, Texas

Hartmut P. H. Neumann, M.D., Department of Nephrology, Albert-Ludwigs University, Freiburg, Germany, and the VHL Study Group in Germany

Edward H. Oldfield, M.D., Surgical Neurology, University of Virginia, Charlottesville, Virginia

Karel Pacak, M.D., Ph.D., DSc, Medical Neuroendrocrinology, National Institute of Child Health and Human Development, National Institutes of Health, Bethesda, Maryland

Stephen Pautler, M.D., FRCS, Urology, St. Joseph's Hospital, London, Ontario

Arnim Pause, Ph.D., Biochemistry, McGill University, Montreal, Quebec, Canada

Marie Louise Mølgaard Poulsen, International Health, Immunology and Microbiology, University of Copenhagen, Denmark

Stéphane Richard, M.D., Ph.D., Oncogenetics, Faculté de Médecine, Paris-Sud and Bicêtre Hospital, Le Kremlin-Bicêtre, France, and the International French-Speaking VHL Study Group

Armand Rodriguez, M.D., Internal Medicine, Fort Lauderdale, Florida

R. Neil Schimke, M.D., Ph.D., Endocrinology and Genetics, University of Kansas Medical Center, Kansas City, Kansas

Laura Schmidt, Ph.D., Urologic Oncology, National Cancer Institute, National Institutes of Health, Bethesda, Maryland

Taro Shuin, M.D., Urology, Kochi Medical School, Kochi, Japan

Cecile Skrzynia, M.S., C.G.C., Director of Cancer Genetic Counseling Services, University of North Carolina, Chapel Hill

Philippe E. Spiess, M.D., M.S., FACS, FRCS, Genitourinary Oncology, Moffitt Cancer Center, Tampa, Florida

The Illustration Studios of Stansbury, Ronsaville, Wood

Karina Villar Gómez de las Heras, M.D., President of La Alianza de las Familias VHL, Ministry of Health and Social Welfare for Castilla-LaMancha, Toledo, Spain

Steven G. Waguespack, M.D., FAAP, FACE, Endocrine Neoplasia & Hormonal Disorders, University of Texas M.D. Anderson Cancer Center, Houston, Texas

Markus Jansen van Vuuren, South Africa
Valerie & Jon Johnson, New Zealand
Jennifer Kingston, Australia
Susan Lamb, Canada
Edith Lassus-Laurent, France
Francesco Lombardi, Italy
Jamile Mansour, Brazil
Jill Shields, Canada
M. Shinkai, Japan
Jens Strandgaard, Denmark
Helga Süli-Vargha, Ph.D., Hungary
Darko & Tamara Supuk, Croatia
Hanako Suzuki, Japan
Erika Trutmann, Switzerland
Paul & Gay Verco, Australia
Karina Villar, M.D., Spain
Michael Walker, Australia
Graham Lovitt, United Kingdom
Dirk Werbrouck, Belgium
Athina Alexandridou, Greece